Bewältigung der Brustoperation nach Mamma-Karzinom im Spiegel
veränderter Körpererfahrung

Europäische Hochschulschriften
Publications Universitaires Européennes
European University Studies

Reihe VI
Psychologie

Série VI   Series VI
Psychologie
Psychology

Bd./Vol. 304

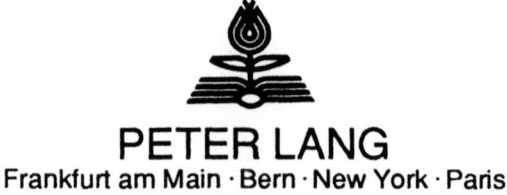

PETER LANG
Frankfurt am Main · Bern · New York · Paris

Birgit Ebert-Hampel

Bewältigung der Brustoperation nach Mamma-Karzinom im Spiegel veränderter Körpererfahrung

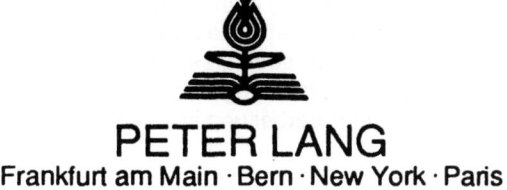

PETER LANG
Frankfurt am Main · Bern · New York · Paris

CIP-Titelaufnahme der Deutschen Bibliothek

Ebert-Hampel, Birgit:

Bewältigung der Brustoperation nach Mamma-Karzinom im Spiegel veränderter Körpererfahrung / Birgit Ebert-Hampel. - Frankfurt am Main ; Bern ; New York ; Paris : Lang, 1990
  (Europäische Hochschulschriften : Reihe 6, Psychologie ; Bd. 304)
  Zugl.: Münster (Westfalen), Univ., Habil.-Schr., 1988
  ISBN 3-631-42527-9

NE: Europäische Hochschulschriften / 06

ISSN 0531-7347
ISBN 3-631-42527-9
© Verlag Peter Lang GmbH, Frankfurt am Main 1990
Alle Rechte vorbehalten.

Das Werk einschließlich aller seiner Teile ist urheberrechtlich geschützt. Jede Verwertung außerhalb der engen Grenzen des Urheberrechtsgesetzes ist ohne Zustimmung des Verlages unzulässig und strafbar. Das gilt insbesondere für Vervielfältigungen, Übersetzungen, Mikroverfilmungen und die Einspeicherung und Verarbeitung in elektronischen Systemen.

DANKSAGUNG

An dieser Stelle möchte ich all jenen danken, die meine Habilitationsarbeit förderten:

Hierbei gilt mein besonderer Dank Herrn Prof. Dr. Fritz K. Beller, ehemals geschf. Direktor des Zentrums für Frauenheilkunde der Westfälischen Wilhelms-Universität, Direktor der Klinik und Poliklinik für Geburtshilfe und Frauenheilkunde A, der mein Forschungsvorhaben wohlwollend unterstützte, und ohne dessen Förderung diese Arbeit nicht zustandegekommen wäre.

Insbesondere möchte ich auch allen jenen betroffenen Frauen danken, die trotz Belastung durch die eigene Mamma-Karzinom-Erkrankung zu einem Gespräch über ihre Körpererfahrung bereit waren.

Bedanken möchte ich mich auch beim Mitarbeiterteam des Institutes der Medizinischen Psychologie für fruchtbare Kollegengespräche und für die Unterstützung dieser Untersuchung bei dem geschf. Direktor Prof. Dr. Frido Mann.

Ebenso danke ich Frau Dipl.-Kfm. Ulrike Bergerhoff-Hesse für ihre Hilfe bei der Auswertung der Daten.

Vor allem aber möchte ich mich bei jenen bedanken, die mir in kritischen Phasen den Rücken stärkten: Hermann, Annelie, Mutti, meinen Eltern und vor allem bei Klaus, meinem lieben Mann.

INHALTSVERZEICHNIS

	Seite
A. EINLEITUNG	1
B. THEORIEN UND EMPIRISCHE ANSÄTZE ZUM KONZEPT DER KÖRPERERFAHRUNG	6
1. Neurophysiologischer Ansatz: HEAD	6
2. Psychodynamischer Ansatz: SCHILDER, FISHER & CLEVELAND	9
3. Mehrdimensionaler kognitiver Ansatz: SHONTZ	12
4. Körpererfahrung als integraler Bestandteil einer Selbsttheorie: EPSTEIN	17
C. DEFINITION VON KÖRPERERFAHRUNG	24
D. BRUSTKREBSERKRANKUNG	28
1. Epidemiologie des Mamma-Karzinoms	28
1.1 Morbiditätsraten	28
1.2 Mortalitätsraten	28
1.3 Altersabhängigkeit	29
1.4 Prognose	29
2. Diagnose des Mamma-Karzinoms	32
3. Behandlungsmethoden	34
4. Psychische Reaktion auf bzw. Verarbeitung von Brustkrebs	41

		Seite
E. STAND DER FORSCHUNG ZUM THEMA KÖRPERERFAHRUNG		48
1.	Grundlagenforschung	48
2.	Klinische Forschung	53
2.1	Körpererfahrung nach allgemeinen organischen Erkrankungen bzw. starken Veränderungen der Körperform	53
2.2	Körpererfahrung und körperbezogenes Verhalten nach einer Mastektomie	57
2.2.1	Wahrnehmung der Brust	57
2.2.2	Leistungsfähigkeit und Gesundheit	60
2.2.3	Erlebte Attraktivität und Sexualität	63
2.2.4	Determinanten des Körpererlebens	67
2.2.5	Kritische Bewertung der gesichteten klinischen Forschungsstudien	72
F. THEORETISCHES KONZEPT, SPEZIFISCHE FRAGESTELLUNGEN UND HYPOTHESEN DER VORLIEGENDEN STUDIE		74
1.	Ableitungen aus der Selbsttheorie nach EPSTEIN	74
2.	Spezifische Fragestellungen	79
3.	Hypothesen	80
G. EMPIRISCHE UNTERSUCHUNG		82
1.	Stichproben	82
1.1	Selektionskriterien	82
1.2	Gewinnung der klinischen Stichprobe	82
1.3	Gewinnung der Kontrollstichproben	83

Seite

1.4	Beschreibung der klinischen Stichprobe	85
1.4.1	Präoperative Brustgröße	85
1.4.2	Körpergewicht zum Zeitpunkt der Befragung/ Gewichtsveränderungen seit der Operation	85
1.4.3	Kinderzahl/Stillerfahrung/Aussehen während der Schwangerschaft	86
1.4.4	Karzinombefunde	87
1.4.5	Medizinische Folgebehandlungen	88
1.4.6	Soziodemographische Daten	89
2.	Untersuchungsdesign	91
2.1	Art der Untersuchung	91
2.2	Meßvariablen zur Erhebung von Körpererfahrung	91
2.3	Ablauf der Untersuchung	92
2.4	Datenauswertung	92

H. BESCHREIBUNG DER ERGEBNISSE 94

1.	Erstkonfrontation mit der Narbe nach Mastektomie	94
1.1	Benötigte Zeit	94
1.2	Erleben der Erstkonfrontation	97
1.3	Faktorenstruktur der Meßvariablen zur Erstkonfrontation	98
2.	Beurteilung der Operation durch die Patientinnen	102
2.1	Zufriedenheit mit dem Operationsergebnis	102
2.2	Erlebte Vor- und Nachteile der spezifischen Mastektomie-Methode	103

Seite

2.3	Gedankliche und emotionale Belastung durch die Mastektomie und die Diagnose	106
2.3.1	Verarbeitung der Mastektomie	107
2.3.2	Bewältigung der Diagnose	107
3.	Körpererleben vor und nach einer Mastektomie	108
3.1	Präoperatives Körpererleben	109
3.2	Postoperatives Körpererleben	109
4.	Auftretende Beschwerden und ihre Bewältigung nach einer Mastektomie	111
4.1	Brustbeschwerden	111
4.2	Umgang mit Brustbeschwerden	113
4.3	Störungen körperlicher Leistungsfähigkeit	114
4.4	Allgemeine körperbezogene Verhaltensänderungen nach einer Mastektomie	115
4.5	Befindensstörungen	117
4.6	Umgang mit Befindensstörungen	119
5.	Wahrgenommene Auswirkungen der Erkrankung auf familiäres Umfeld, Beruf, Zukunft und Selbstbild	120
5.1	Auswirkungen auf die Partnerschaft	122
5.2	Auswirkungen auf die Familie und den Freundeskreis	124
5.3	Auswirkungen auf den Arbeitsbereich, den Beruf und die allgemeine Leistungsfähigkeit	125
5.4	Auswirkungen auf die zukünftigen Planungen	126
5.5	Auswirkungen auf das Selbstbild	126

Seite

6.	Determinanten des Körpererlebens	127
6.1	Alter	128
6.2	Schulbildung	128
6.3	Präoperative Brustgröße	129
6.4	Objektiv/subjektiv wahrgenommenes Körpergewicht	129
6.5	Zeitlicher Abstand zur Operation	131
6.6	Chemotherapie	131
7.	Faktorenstruktur der Meßvariablen zum postoperativen Körpererleben und zur Krankheitsbewältigung	132
8.	Diskrimination der beiden klinischen Gruppen	138
9.	Vergleiche der an Mamma-Karzinom erkrankten Frauen mit den Probandinnen der Kontrollgruppen	140
9.1	Vergleich mit internistischen und übergewichtigen Patientinnen	140
9.1.1	Allgemeines Körpererleben	140
9.1.2	Befindensstörungen	142
9.1.3	Körperbezogenes Verhalten	143
9.2	Vergleich mit jungen und gesunden Frauen	145
9.2.1	Allgemeines Körpererleben	145
9.2.2	Befindensstörungen	148
9.2.3	Körperbezogenes Verhalten	149
9.3	Faktorenstruktur der Meßvariablen zum Körpererleben in den drei Kontrollgruppen	151

Seite

9.4	Diskrimination der klinischen Stichprobe von den Kontrollgruppen	159
9.4.1	Diskrimination der an Mamma-Karzinom erkrankten von den internistischen/ übergewichtigen Patientinnen	159
9.4.2	Diskrimination der an Mamma-Karzinom erkrankten Patientinnen von den Studentinnen der Logopädie	160
9.4.3	Diskrimination der an Mamma-Karzinom erkrankten Patientinnen von den Studentinnen der Humanmedizin	162

I. DISKUSSION 166

K. ZUSAMMENFASSUNG 183

L. LITERATUR 185

M. ANHANG 206

1.	Körpererfahrungs-Fragebogen	206
1.1	Für mastektomierte und an Mamma-Karzinom erkrankte Frauen	206
1.1.1	Bei Patientinnen nach PATEY-Operation	206
1.1.2	Abgewandelte Items bei Patientinnen mit bilateraler modifizierter subkutaner Mastektomie mit Eigenaufbau nach BELLER	221
1.2	Für die Kontrollgruppen	222
2.	Prozentwertangaben der Brustbeschwerden bei an Mamma-Karzinom erkrankten Frauen nach einer Mastektomie	228
3.	Beschreibung der Kontrollgruppen	229
3.1	Brustgröße	229

Seite

3.2 Körpergewicht 230

3.2.1 Abweichungen vom Sollgewicht 230

3.2.2 Vergleich subjektiver versus objektiver Gewichtskategorisierungen 231

3.3 Überdauernde negativ bewertete Körperveränderungen 231

3.4 Medizinische Behandlung/ Medikamenteneinnahme 233

3.5 Soziodemographische Daten 234

3.5.1 Schulbildung 234

3.5.2 Beruf 235

3.5.3 Alter 235

3.5.4 Familienstand 236

3.5.5 Zusammenleben mit einem Partner 236

3.5.6 Kinderzahl/Stillerfahrung/Aussehen während der Schwangerschaft 237

4. 4-Faktorenstruktur der mit den Kontrollgruppen gemeinsamen Items zum Körpererleben bei 64 an Mamma-Karzinom erkrankten Patientinnen nach einer Mastektomie 238

> Der Leib ist unser Mittel überhaupt,
> eine Welt zu haben.
>
> Der Leib ist unsere Verankerung
> in der Welt.
>
> Der Leib ist zugleich naturhaft
> und ichhaft.
>
> MERLEAU-PONTY (1966)

A. EINLEITUNG

In der vorliegenden Arbeit geht es um die veränderte Körpererfahrung bei Frauen, die an einem Mamma-Karzinom erkrankt waren und sich einer Brustoperation (= Mastektomie) unterziehen mußten.

Eine schwerere körperliche Erkrankung stellt ein besonders kritisches Lebensereignis dar (vgl. HOLMES & RAHE, 1967; FILIPP, 1985) und verlangt relativ hohe Wiederanpassungsleistungen auf seiten des Patienten. Eine solche schwere körperliche Beeinträchtigung interferiert mit zentralen menschlichen Bedürfnissen (u. a. nach Schmerzfreiheit, körperlicher Unversehrtheit etc.).
Sie ist meist unvorhersehbar, da sie nicht an bestimmte, typische Lebensphasen des Menschen gekoppelt ist. Die durch die Erkrankung entstehende psychische Belastung kann nicht durch antizipatorische Bewältigungsversuche gemildert werden, d. h. sie ist zunächst der unmittelbaren subjektiven Kontrolle des Erkrankten entzogen.

Versuche der Ursachen- und Verantwortlichkeitszuschreibung sind allenfalls <u>nach</u> Erkrankungseintritt möglich und betreffen Themen der Krankheitsbewältigung. Eine schwere körperliche Erkrankung betrifft unterschiedlichste Lebensbereiche des Patienten (Bereiche der Familie, Arbeit, Freizeit u. a.). Anders als Akuterkrankungen verlangt eine chronische Erkrankung, zumal wenn sie progredient verläuft und die Lebenslage des Patienten dauerhaft verändert, besonders adaptive Leistungen und Neuorientierungen. Die Erkrankung an einem Mamma-Karzinom kann in diesem Sinne als ein chronisches, progredient verlaufendes Leiden, d. h. als ein besonders kritisches Lebensereignis bezeichnet werden, welches für die betroffene Frau nicht nur eine unmittelbare Bedrohung ihrer Gesundheit und ihres Lebens, sondern infolge der notwendig werdenden Mastektomie auch eine schwerwiegende und sichtbare Veränderung ihres Körpers darstellt. Wird die Erkrankung von der Erlebensseite erforscht, so muß davon ausgegangen werden, daß das veränderte Körpererleben und die von den Patientinnen (= Ptn) berichteten Körperbeschwerden als wichtiger Bereich der Selbsterfahrung nicht nur bloß Epiphänomene der somatischen Störung sind, sondern eine eigenständige Existenz und Dynamik besitzen, deren Rückwirkungen auf die somatische Seite der Erkrankung nicht zu unterschätzen sind.

Körpererfahrung gibt auch Aufschluß über die bisherige Interaktion mit der physikalischen und sozialen Außenwelt: Aus der Auseinandersetzung mit der Umwelt können Konzepte über das Ausmaß der eigenen Körperstärke, der körperlichen Leistungsfähigkeit, Ausdauer und Verletzbarkeit sowie Schönheit, Attraktivität etc. gewonnen werden. Soziokulturelle wie gruppen- und geschlechtsspezifische Erwartungen bilden hierbei ein normatives Bezugssystem, an dem sich die Einstellung zum eigenen Körper ausrichtet. Dabei dient die kognitive Repräsen-

tation des eigenen Körpers nicht nur der rezeptiven
Verarbeitung von Erfahrung, sondern ist gleichzeitig
Orientierung und Muster für den aktiven Umgang mit
dem Körper.

Derzeit wissen wir so gut wie nichts über das Körpererleben mastektomierter, an Mamma-Karzinom erkrankter
Frauen, bei denen mit intensiven Veränderungen von
Körpererfahrung und weiblicher Identität zu rechnen
ist. Eine Mastektomie aufgrund einer festgestellten
Karzinomerkrankung beinhaltet zwei psychologische
Aspekte, nämlich den des Krankheitserlebens und den
der veränderten Körpererfahrung. In dieser Arbeit liegt
der Schwerpunkt auf dem zuletzt genannten Problembereich,
wobei beide Gebiete jedoch nicht immer exakt voneinander
zu trennen sind; in dieser Studie wurden ersterkrankte
Ptn befragt, da - im Vergleich zu rezidivierenden
Zweit- und Mehrerkrankungen mit größerer Lebensbedrohung
und belastenderen medizinischen Maßnahmen - Körper- von
Krankheitserfahrung am deutlichsten zu isolieren sein
dürfte.

An der Universitäts-Frauenklinik Münster wird seit
einiger Zeit eine subkutane Mastektomie mit Eigenaufbau
nach BELLER durchgeführt, wobei die psychischen Auswirkungen bisher nicht untersucht werden konnten. Aber
auch zur Auswirkung herkömmlicher, radikaler Operationsverfahren liegen meist nur unsystematische Studien
zum Körpererleben vor, so daß es kaum Aussagen zum
Einfluß des Brustverlustes auf die Körpererfahrung gibt.

Mit der vorliegenden Studie verbindet sich einerseits
die Hoffnung, die Forschung zum Thema "Körpererleben
somatisch Erkrankter, speziell nach medizinischen Eingriffen" weiter voranzutreiben. Andererseits sollen
für professionelle wie paraprofessionelle Helfer

Richtlinien erarbeitet werden, mit denen betroffene Frauen im Sinne einer ganzheitlichen Rehabilitation in ihrem Prozeß der Krankheitsbewältigung - auch im Bereich gestörten Körpererlebens - unterstützt werden sollen.

In der Medizin wurde dem Körpererleben der Patienten allerdings bisher weniger Beachtung geschenkt. Dies ist wahrscheinlich dem Selbstverständnis der Medizin als Naturwissenschaft zuzuschreiben, in der subjektives Körpererleben allenfalls als erster Hinweis auf zugrundeliegende Organstörungen gewertet wurde. Auch heute noch zeigt das dualistische Menschenbild DESCARTES, das zur Polarisierung von Psyche - Soma, von subjektivem Erleben und objektivem Befund führte, seine Auswirkung, wenn der Körper zum Forschungsgegenstand wird (vgl. BRÄHLER, 1986). Geblieben ist auch heute noch die Vorstellung vom Körper als technisch funktionierendes Gebilde, bei dem Körpererleben eben nicht elementares menschliches Leben, d. h. Lebenswirklichkeit des Patienten ist, sondern bloßes Begleitphänomen eines somatischen Reparaturschadens. Auch Vertreter psychosomatischer Ansätze waren längere Zeit weitgehend dem dualistischen Weltbild verhaftet. Sie schenkten dem körperlichen Leiden der Ptn an sich wenig Beachtung, da für sie mehr die seelischen Konflikte im Vordergrund standen. Stärkere Beachtung erfuhr Körpererleben erst in den fünfziger Jahren unter einer patientenzentrierteren Medizin (vgl. v. WEIZÄCKER, 1951; BALINT, 1957), in der systemtheoretische statt lineare Erklärungsmodelle eingeführt wurden. Die Überprüfung dieser Modelle steht noch aus.

Das Interesse am Körper als Subjekt der Erfahrung ist außerhalb der Medizin ebenfalls deutlich angestiegen (vgl. Körpertherapien in der Klinischen Psychologie, Kunst, Literatur, Film, Theater). Dies wird nach BRÄHLER (1986, S. 6/7) folgendermaßen erklärt:

"Die ständige Realität der Bedrohung unserer basalen biologischen Grundlagen, sei es durch die Umweltzerstörung, sei es durch die atomare Bedrohung, die Spaltung zwischen hochtechnisierter Funktionalität und bedrohlichen archaischen Zügen, die im Menschen schlummern, führen vielfach zu einem Rückzug in die Privatheit, zuerst des Biogärtleins und konsequenterweise des eigenen Körpers. Viele wollen, wenn ganzheitliches Denken insgesamt kaum durchsetzbar ist, wenigstens für sich persönlich dem ganzheitlichen Ideal nahekommen."

Wie bereits ausgeführt wurde, bleibt abzuwarten, ob die Beschäftigung mit dem Körper nur eine vorübergehende Erscheinung, eine Kehrtwendung innerhalb des Wissenschaftsbetriebes - gerade auch in der Medizin - oder das Anzeichen einer Abwendung von Wissenschaftlichkeit bedeutet.

B. THEORIEN UND EMPIRISCHE ANSÄTZE ZUM KONZEPT DER KÖRPERERFAHRUNG

Bevor eine genaue Begriffserklärung von Körpererfahrung erfolgt, sollen empirische Ansätze, die um die Erforschung von Teilaspekten der Körpererfahrung bemüht waren, dargestellt werden. In ihnen spiegeln sich nicht nur die dualistische Betrachtungsweise des Leib-Seele-Problems, sondern auch die fachspezifischen Sichtweisen des Forschungsgegenstandes wider.

Als Stammväter der Erforschung von Körpererfahrung werden immer wieder HEAD (1920) und SCHILDER (1923, 1935) zitiert. Mit ihren Namen verbindet sich der Begriff des Körperschemas. Ersterer ließ sich von einer rein neurophysiologischen, letzterer von einer phänomenologischen Betrachtungsweise leiten. Obwohl die Arbeiten beider Autoren keine unmittelbaren Auswirkungen auf die empirische Forschung zeigten und der Begriff des Körperschemas weitgehend fallengelassen wurde, haben sie doch indirekt die Forschung angeregt und bereichert:

1. Neurophysiologischer Ansatz: HEAD

Schon um die Jahrhundertwende registrierten und systematisierten Neurologen bizarre Körperwahrnehmungsstörungen bei Patienten mit Hirnläsionen bzw. Hirntumoren.

Diese Menschen erkennen z. B. nicht, daß sie halbseitig gelähmt sind (Anosognosie), oder sie sind unfähig, Teile ihres Körpers zu zeigen oder zu benennen (Autotopagnosie) bzw. ihnen fehlt eine Rechts-Links-Orientierung. Verschiedentlich ist versucht worden, spezifische Symptome solcher Körperwahrnehmungsstörungen herauszuarbeiten, um sie zu klassifizieren. Bei CHRITCHLEY (1965) findet sich eine relativ ausführliche Aufzählung von 16 Symptomgruppen.

Dem Neurologen HEAD fiel auf, daß wir Lageveränderungen
der Extremitäten nicht elementar, sondern immer in
Relation zu unserem Körper wahrnehmen, und daß wir
jederzeit Reizungen der Körperoberfläche exakt lokalisieren können. HEAD nahm als Erklärung für die beschriebenen Phänomene ein normales bzw. gestörtes Körperschema
an. Der Begriff des Körperschemas wurde von BONNIER (1905)
bereits 1893 eingeführt, im Laufe der Zeit aber immer
mehr HEAD zugeschrieben.

HEAD & HOLMES (1911) gingen in ihrem Konzept des Raumlage-Schemas (postural scheme) davon aus, daß das Körperschema als zentrale Repräsentanz einen Vergleichs- und
Beziehungsmaßstab darstellt, an dem neu einlaufende Reize
sogleich in Bezug gesetzt und integriert werden. Dadurch
wird uns Haltung und Orientierung trotz ständiger Eigenbewegung im Raum überhaupt erst möglich. Das Körperschema
vermittelt somit die Wahrnehmungskonstanz und ist auch
heute Forschungsthema der allgemeinen Wahrnehmungspsychologie. Neben dem Raumlage-Schema, das Veränderungen der
Körperpositionen wahrnehmen läßt, gingen HEAD & HOLMES
von einem Oberflächen-Schema (surface scheme) aus, mit
dem sich Reize auf der Oberfläche des Körpers lokalisieren lassen.

Nach HEAD sind Schemata im Organismus schon vor der
ersten taktilen-kinästhetischen Erfahrung a priori vorhanden, organisieren sich durch einlaufende Afferenzen
ständig neu und steuern zugleich die eintreffenden sensorischen Reize. HEAD nahm an, daß unser Körper und
unsere Gliedmaßen im zentralen Nervensystem topographisch
repräsentiert sind (vgl. PENFIELD & RASMUSSEN (1950), die
die Repräsentanz der Körperoberfläche im Bereich der
hinteren und vorderen Zentralfurche als sensorischen
und motorischen Homunkulus darstellten) und daß in
einem zweiten Schritt körperbezogene Bilder bewußt wer-

den können. Er lehnte die These ab, daß z. B. Körperhaltungen erst durch Vorstellungen möglich werden und ging bei Körpererfahrungen von einem rein physiologischen statt psychologischen Phänomen aus.

Als augenfälligster Beweis für die Existenz und das Wirken eines Körperschemas wurde das Phantomglied angesehen, d. h. die andauernde Wahrnehmung eines nicht existierenden Körperteils. Nach jeder Gliedmaßenamputation tritt natürlicherweise über kürzere oder längere Zeit ein "Phantomglied" auf. Dies wurde mit dem noch nicht an die plötzliche Veränderung angepaßten neurophysiologischen Körperschema erklärt. Konnten die Determinanten für die Entstehung von Phantombeschwerden noch nicht vollständig geklärt werden, so ist zum gegenwärtigen Zeitpunkt doch klar, daß die Individualität der Phantomerfahrung, der Phantomschmerzen, der Phantomrückbildung oder der Phantompersistenz die Bedeutung auch psychischer Faktoren nahelegt. Die individuelle Dauer der Phantomrückbildung wird mehr einer gelungenen bzw. mißlungenen Krankheitsbewältigung zugeschrieben und kann durch die unmittelbare Wirksamkeit des neurophysiologischen Körperschemas nicht erklärt werden (vgl. hierzu auch S. 56 und S. 60).

Wir können festhalten, daß der Ansatz von HEAD keinen direkten Einfluß auf die psychologische Erforschung von Körpererfahrung hatte, daß aber durch die Einführung des Schema-Konstruktes die psychologische Theoriebildung nachhaltig beeinflußt wurde (vgl. u. a. bei PIAGET (1969) den Schema-Begriff zur sensomotorischen Intelligenz und bei KELLEY (1973) den zur Attributionstheorie). Der wahrnehmungs- und kognitionsbezogene Beitrag von SHONTZ ist die konsequenteste Weiterentwicklung auf psychologischer Ebene, in dem SHONTZ aus dem rein physiologisch-neurologisch definierten Schema-Begriff kognitive Konzepte entwickelte.

Ferner hat HEAD dazu beigetragen, erste Erklärungen
und Einordnungen sowohl von gestörter wie auch von
normaler Körperwahrnehmung zu finden. Damit hat er
wichtige Voraussetzungen für die spätere wahrnehmungspsychologische Forschung geschaffen, die sich mit der
Wahrnehmung der räumlich-geometrischen Eigenschaften
des Körpers, speziell der Schätzgenauigkeit und der dabei
praktizierten Toleranzbreite objektiver Bedeutsamkeit,
beschäftigt (BERGLER, 1974).

2. Psychodynamischer Ansatz: SCHILDER, FISHER & CLEVELAND

In der darauf folgenden Zeit erfuhr der Begriff des
zunächst die Körperhaltung und Körperoberflächenlokali-
sation betreffenden Körperschemas eine ständige Erweiterung, dadurch bedingt allerdings auch eine ungenauere
Begriffsbestimmung:

PICK (1922) verstand unter Körperschema überwiegend
optische Vorstellungs- bzw. Raumbilder, an denen die
Orientierung am eigenen Körper erfolgen soll. Diese Kon-
zeption von Körperschema griff der Psychiater SCHILDER
(1923) auf und definierte Körperschema "als Raumbild,
das jeder von sich hat... Man darf annehmen, daß dieses
Schema in sich enthalte die einzelnen Teile des Körpers
und ihre gegenseitige räumliche Beziehung zueinander".
SCHILDER ordnete dem Körperschema taktile, kinästhetische
und optische Eindrücke zu, wobei er den optischen das
größte Gewicht beimaß. Nach diesem Autor beinhaltet das
Körperschema nicht nur das Bild des Körperäußeren, sondern auch das des Körperinneren und das der Körpergrenz-
flächen. Die Schemata sind zu einem Gesamt des Körperbildes vereinigt. Angelehnt an gestaltpsychologische
Gesetze trat SCHILDER dafür ein, daß die Gestalt des

Ganzen Vorrang vor Einzelempfindungen hat. Später benutzte SCHILDER weniger den Begriff des Körperschemas, sondern synonym hierzu den in der amerikanischen Literatur üblichen Begriff des Körperbildes (body image).

Entscheidend für die Weiterentwicklung in der Körperbildforschung war, daß SCHILDER neben neurophysiologischen auch psychiatrische Zustandsbilder einbezog, z. B. Ptn mit Anorexia nervosa, die dazu neigen, ihre Körpermaße stark zu überschätzen. SCHILDER integrierte somit den Erlebnisaspekt von Körperwahrnehmungen in seinem Ansatz und ging davon aus, daß bei gestörter Körperwahrnehmung nicht nur hirnphysiologische Ursachen in Frage kommen, sondern auch die Persönlichkeitsstruktur und das emotionale Erleben des eigenen Körpers. Mit dieser Sichtweise dehnte er den Bereich der Wahrnehmungsstörungen aus auf Erkrankungen wie "Neurasthenie, Depersonalisation, Hypochondrie, Hysterie" etc. Nach SCHILDER vollzieht sich die Entwicklung des Körperbildes parallel zur sensomotorischen Entwicklung. Dabei ist die Persönlichkeit des einzelnen dafür verantwortlich, wie das Körperbild geformt ist, d. h. der Persönlichkeit kommt konstruktive Funktion zu. Mit diesem Ansatz öffnete SCHILDER die Körperwahrnehmungsforschung für Ansätze der Persönlichkeits- und Sozialpsychologie. Eine gelungene Ausgestaltung des Körperschemas setzt nach SCHILDER eine harmonische psychosexuelle Entwicklung voraus, die die Entwicklungsstufe der genitalen Sexualität erreicht. Die Terminologie zeigt, daß der Autor sich auf die allgemein akzeptierte psychoanalytische Theoriebildung bezog.
Nach ihm ist das Körperbild somit Objekt narzißtischer Libido, so daß die erogenen Zonen bei der Struktur des Körperbildes eine führende Rolle spielen. In diesem Kontext ist besonders wichtig zu betonen, daß SCHILDER "Körperbild" als deskriptives und nicht mehr als explikatives Konstrukt sah (was in späteren theoretischen

Ableitungen häufig verwechselt wurde). Mit diesem Ansatz SCHILDERs ist eine Entwicklung eingeleitet worden, die noch bis heute anhält.

Die persönlichkeitszentrierte Körperbildforschung unter FISHER & CLEVELAND (1968) leitete sich vor allem von SCHILDERs Ansatz ab. Die beiden Autoren griffen Teilaspekte von Körpererfahrung, wie z. B. "erlebte Körperausgrenzung und Körperbewußtheit", heraus. Die theoretischen Grundlagen eingeführter Konstrukte sind trotz extensiver Forschung - hauptsächlich bei normaler und gesunder Population - wenig empirisch abgesichert und sollen hier nur kurz erläutert werden:

FISHER & CLEVELAND gingen davon aus, daß unsere Beziehungen zum Körper durch die Art der Interaktion mit wichtigen Bezugspersonen entstanden ist und zwar, wie diese den eigenen Körper und die eigene Person behandelten. Das erlebte Körperbild ist somit Spiegelbild der Beziehungen zur sozialen Umwelt. Die Autoren glaubten, daß Personen, die sich körperlich abgegrenzt von ihrer Umwelt erleben, selbstbewußt sind und sich selbst gut steuern können. Anhand von einem projektiven Meßverfahren (Tintenklecksbilder) versuchten sie, das Bild vom eigenen Körper zu erheben; sie werteten die Ergebnisse nach zwei Indizes aus (Punktwert für körperliche Abgegrenztheit (= barriere score) versus Punktwert für körperliche Durchdringung (= penetration score).

Wir können zusammenfassen, daß der Ansatz von SCHILDER der bisher weitreichendste Versuch ist, Körpererfahrung psychologisch, in diesem Falle psychoanalytisch, zu erklären. Bleibt der einseitige Ansatz für sich selbst fragwürdig, so ist SCHILDER doch der Begründer psychologisch orientierter Erforschung von Körpererfahrung.

3. Mehrdimensionaler kognitiver Ansatz: SHONTZ

Der Beitrag von SHONTZ (1975) versuchte am konsequentesten HEADsche Problemstellungen psychologietheoretisch darzustellen: SHONTZ übernahm zwar den Schema-Begriff von HEAD, teilte aber nicht die Auffassung, daß Körperschemata vor allem durch kinästhetische Sinnesmodalitäten geformt würden. Er ging von rein kognitiven Standards aus, die durch Prozesse der Informationserhebung und -verarbeitung gebildet und verändert werden. Sein Verdienst ist es, ein hierarchisch gegliedertes Modell geschaffen zu haben, das es ermöglichte, Körpererfahrung auf verschiedenen Ebenen zu differenzieren und zu erforschen. Von SHONTZ stammen denn auch die präzisesten empirischen Untersuchungen zur Wahrnehmung des eigenen Körperschemas. Dabei glaubte SHONTZ, daß sich die vier verschiedenen Ebenen von Körpererfahrung im Laufe der Ontogenese auseinander entwickeln. Beeinflußt von der Feldtheorie Kurt LEWINs nahm er ferner an, daß sich um die erste Ebene von Körpererfahrung die darauf aufbauenden Regionen wie konzentrische Kreise gruppieren, und daß diese sich teilweise überlappen und in wechselseitiger Beziehung stehen können. Nach seiner Auffassung arbeiten normalerweise alle vier Ebenen als differenziertes Ganzes zusammen. SHONTZ betonte vor allem die Wichtigkeit der optimalen Balance zwischen den Teilen und dem Ganzen. Die Ebenen seines Modelles beschrieb er wie folgt:

Ebene 1: Körperschemata (body schemata)
Die Körperschemata stellen die fundamentalste und zentralste Erfahrungsebene von Körpererleben dar: die Ausbildung kognitiver Körperschemata führt dazu, daß die Vielfalt der Körpererfahrungen zu Lokalisationserfahrungen an der Körperoberfläche und zu Orientierungsleistungen der Körperteile zueinander integriert werden (vgl. Oberflächen- und Raumlage-Schema von HEAD). Diese

grundlegende Körpererfahrung, die durch die gebildeten
Körperschemata vermittelt wird, beinhaltet zugleich
einfach strukturierte Empfindungen auf dem Lust-Unlust-
-Kontinuum. Körpererfahrungen auf der Ebene der Körper-
schemata sind äußerst zeitkonstant und nur durch massive
Einflüsse, beispielsweise durch zentralnervös wirksame
Drogen bzw. Hirnläsionen und Amputationen zu verändern.

Ebene 2: Körper-Selbst (body self)
Auf der zweiten Ebene des Modells werden Erfahrungen danach unterschieden, ob sie den eigenen Körper betreffen
oder nicht. Das Körper-Selbst wird dann in Relation zu
seiner Umgebung gesetzt. In der dadurch entstehenden
Beziehung werden Bewertungen, die mit dem Körper verbunden sind (sog. Körperbewertungen = body values), gelernt.
Diese gefühlsbestimmten Faktoren sind durch die Umwelt
geprägt und somit kulturell abhängig. Sie können sogar
im Widerspruch zu Erfahrungen stehen, die auf der fundamentalen Ebene der Körperschemata gewonnen wurden. Auf
der Ebene des Körper-Selbst werden Valenzen von Erfahrungen unterschieden wie z. B. gut - schlecht, wünschenswert - nicht wünschenswert. Erfahrungen des Körper-Selbst
- wie auch bei den nachfolgenden Ebenen von Körpererfahrung - beinhalten vor allem <u>verbal</u> kodierte Körpererfahrung. Körperschemata-Erfahrungen müssen in der Regel
erst über das Körper-Selbst bzw. dem darauf aufbauenden
Konzeptsystem vermittelt werden. Umgekehrt sind Subsysteme
der Körperschemata-Ebene, die in enger Nachbarschaft zur
konzeptuellen Region liegen, sprachlich leichter aus-
drückbar als mehr zentral liegende, die schwer oder gar
nicht verbal darstellbar sind.

Ebene 3: Körperphantasien, -interpretationen (body fantasy)
Die dritte Ebene von Körpererfahrung bilden Urteile über
körperbezogene Merkmale wie körperliche Leistungsfähigkeit, körperliche Attraktivität, Maskulinität - Femini-

ninität des eigenen Körpers, aber auch körperbezogene
Phantasien wie "Hände wie ein Schlachter" etc. Körperphantasien sind häufig in Symbolen verschlüsselt.

Ebene 4: Körper-Konzepte (body concepts)
Die letzte Ebene von Körpererfahrung ist relativ unabhängig von fundamentalen Leiberfahrungen und besteht aus
formalen Kenntnissen über den Körper, seine Funktionen
und den Benennungen seiner Körperteile. In diese Kennt-
nisse fließt wissenschaftliches wie naiv psychologisches
Wissen über den Körper ein (z. B. welche Blutgruppe habe
ich; wie kann die Erkrankung "AIDS" verursacht werden?)

SHONTZ (1963) selbst hat seine wesentlichen Forschungs-
beiträge vor allem dem fundamentalen Erfahrungsbereich
der Körperschemata gewidmet. Unter Zuhilfenahme informa-
tionsverarbeitender Modelle und Methoden der klassischen
Psychophysik (vgl. Bezugssystemforschung) versuchte er,
den Urteilsprozeß auf der Körperschema-Ebene durch systematische Variation bzw. Erfassung von Kontextbedingungen,
Persönlichkeitsvariablen und Response-Möglichkeiten (z. B.
Herstellungsmethode versus verbales Schätzurteil) genauer
zu erforschen. Die wichtigsten Ergebnisse sollen am Beispiel der Längenschätzung kurz genannt werden:

- Es ergeben sich unabhängig von Kontextvariationen immer
  wieder typische Fehlermuster bei der Einschätzung von
  Körperteilen, wobei die Kopfbreite den größten, die
  Handlänge den kleinsten Fehler aufweist.
- Die visuelle Wahrnehmung hat bei der eigentlichen
  Urteilsbildung zur Größe keinen Einfluß (der Einschätz-
  fehler passiert, unabhängig davon, ob man den eigenen
  Kopf nur erfühlt oder zusätzlich auch noch sieht).
  Die beiden Ergebnisse bestätigen die Nützlichkeit des
  Körperschema-Konstruktes, welches die typischen Schätz-
  fehlermuster erklärt. Anders allerdings als SHONTZ

annahm, scheinen Körperschemata nicht kognitiven,
sondern eher propriozeptiven Ursprungs zu sein.
- Die Größe der Schätzfehler ist abhängig von der der
 Versuchsperson vorgegebenen Beurteilungsdimension,
 bei der der Gesichtssinn eine große Rolle zu spielen
 scheint: je mehr dieser zugelassen ist, um so geringer
 ist die Schätzfehlerrate. Der visuellen Wahrnehmung
 scheint also die Funktion eines korrigierenden Feed-
 backs zuzukommen, wodurch Körperschemata im Laufe der
 individuellen Entwicklung in Übereinstimmung mit der
 visuellen Rückmeldung gebracht werden (vgl. auch den
 Rückbildungsprozeß des Phantomgliedes).
- Die Schätzfehlermuster stehen in keinem systematischen
 Zusammenhang zu persönlichkeitspsychologischen Merk-
 malen (z. B. wurde keine Korrelation mit dem 16 PF-Test
 von CATTELL et al. (1970) gefunden).

Diese Ergebnisse brachten SHONTZ dazu, davon auszugehen,
daß die Art der Response-Modalität, in der das Urteil
der Körperwahrnehmung abgegeben wird, darüber entscheidet,
ob persönlichkeitspsychologische Einflüsse feststellbar
sind. Sie scheinen bei der linearen (= Herstellungs-)Me-
thode von SHONTZ weitgehend ausgeschlossen, dagegen
bei piktoralen oder verbalen Methoden gut erfaßbar zu
sein (vgl. PAULUS, 1982, S. 42/43). Die verbale Methode
kann nichts über die Genauigkeit einer Körperwahrnehmung
aussagen, sondern nur Hinweise über die Ausgeprägtheit
von Körper-Selbst, Körperphantasien bzw. Körperkon-
zepten geben. Es ist das Verdienst von SHONTZ, darauf
hingewiesen zu haben, daß der Wahrnehmung des eigenen
Körpers in seiner räumlich-geometrischen Anordnung
andere psychologische Prozesse unterliegen, als dies
für diejenigen Variablen der Körpererfahrung der Fall
ist, die die individuelle Erlebniswelt (vgl. Ebene 2
bis 4 im Modell von SHONTZ) des eigenen Körpers umfassen.
SHONTZ geht denn auch konsequenterweise von einer

2-Faktoren-Theorie der Körpererfahrung aus, die sich in den heutigen Definitionen von Körpererfahrung wiederfinden läßt (vgl. S. 25).

Ein weiteres Verdienst von SHONTZ (1974, 1975) ist die konkret methodische Ableitung therapeutischer und rehabilitativer Maßnahmen aus seinem 4-Ebenen-Modell. SHONTZ forderte, daß bei Störungen der Körpererfahrung jeweils abgeklärt werden muß:

- wodurch die Störung hervorgerufen wird.
  Das genaue Wissen um die Ursache einer Erkrankung entscheidet über die mehr medizinisch oder mehr psychotherapeutisch orientierte Ausrichtung von Maßnahmen.
- welche körperlichen Funktionen eines Körpers gestört sind.
  Ist die Reizaufnahme des Körpers behindert und kann der Körper als Informationsquelle für Gefühle und Bedürfnisse nicht mehr störungsfrei eingesetzt werden, so sind andere Maßnahmen erforderlich, als wenn die Diagnose zutrifft, daß der Körper bei der Ausführung biologisch und sozial wichtiger Verhaltensweisen nicht mehr adäquat eingesetzt werden kann, also der Körper als Ausdrucksmedium ausfällt.
- auf welcher Ebene die Störung der Körpererfahrung eingeordnet werden muß.
  Erst bei der genauen Feststellung, auf welcher Erfahrungsebene die Beziehung zum Körper irritiert wird, ist ein differenziertes therapeutisches Vorgehen überhaupt möglich. Dieses zielt darauf ab, gestörte Körpererfahrung mit dem gestörten Selbst zu restabilisieren.

Dieser Ansatz leitet über zum letzten theoretischen Abschnitt.

4. Körpererfahrung als integraler Bestandteil einer Selbsttheorie: EPSTEIN

Anknüpfend an moderne kognitiv orientierte persönlichkeits- und sozialpsychologische Ansätze ging EPSTEIN (1973) davon aus, daß der Mensch - ähnlich wie im wissenschaftlichen Erkenntnisprozeß - Hypothesen generiert, sie durch Beobachtung und eigenes Verhalten testet und somit bestätigt, verwirft oder neue gewinnt. Über dieses Verfahren entwickelt jeder Mensch ein hierarchisches, organisiertes und zunehmend komplexes Konstruktsystem zur Verarbeitung von Erfahrung, als Handlungsleitlinien und quasi als "Wahrnehmungsfilter". Innerhalb des Gesamtsystems gibt es verschiedene Subsysteme, u. a. das Selbstkonzept, zu dem EPSTEIN auch das Körper-Selbst zählte. Anzuführen bleibt, daß das Selbstkonzept als eine individuell ausgestaltete mehr oder weniger laienhafte Theorie über die eigene Person betrachtet wird. Selbsttheorien sind insofern den phänomenologischen Theorien zuzurechnen (vgl. MISCHEL, 1973) und gehen auf die Hypothesentheorie von BRUNER (1957) und POSTMAN (1951, 1963) zurück. Den Selbsttheorien immanente Ziele sind:

- die Gewährleistung einer effektiven Umweltbewältigung und eine optimale Anpassung.
  Die Selbsttheorien dienen dem Individuum dazu, das eigene Verhalten schlüssig und rasch vorherzusagen und eigene Handlungseffekte und -konsequenzen sich zu erklären (vgl. Ansatz der Kausalattribution von HEIDER (1958) und KELLEY (1973)). LAUCKEN (1974) spricht in diesem Sinne auch von "naiver Verhaltenstheorie".
- eine optimale Lust-Unlust-Balance.
- eine optimale Selbstwertschätzung.

Aus der sozialpsychologischen Forschung (vgl. IRLE, 1975; HARVEY & SMITH, 1977) ist bekannt, daß naive Selbsttheorien dem Individuum dann besonders nützlich sind, wenn sie

- viele auf das Selbst bezogene Informationen berücksichtigen, wenn sie also differenzierte und komplexe Theorien darstellen;
  je begrenzter Selbsttheorien sind, um so restriktiver ist der Umgang mit neuen Erfahrungen.
- sparsam Grundannahmen gebrauchen.
- subjektiv in sich selbst (= interne Konsistenz), aber auch in der Beziehung zu anderen naiven Selbsttheorien (= Integration der Selbsttheorie) keinen Widerspruch aufweisen.
- empirisch valide sind, d. h. einer praktischen Überprüfung standhalten.

Selbsttheorien entsprechen allerdings nicht immer den Nützlichkeitskriterien: zum einen aufgrund von mangelnder kognitiver Kapazität oder eines unvollständigen Erfahrungsangebotes während des Sozialisationsprozesses (EPSTEIN, 1973), zum anderen durch vorgegebene subjektive Wertentscheidungen. Im letzteren Fall werden weniger nützliche Theorien deshalb aufrecht erhalten, weil sie eine optimalere Selbstwerteinschätzung oder eine bessere Lust-Unlust-Balance erlauben. Mechanismen zur Stützung naiver Theorien trotz hierzu widersprüchlicher neuer Erfahrungen können sein:

- selektive Wahrnehmung und Interaktion sowie Vermeidung durch Rückzug und Einschränkung des Lebensraumes
- Verdrängen bedrohlicher Informationen (vgl. EPSTEIN & FENZ, 1967) und Verzerrung von Wahrnehmungen (SECORD & BACKMAN, 1964)
- Techniken der Dissonanzreduktion (FESTINGER, 1957, 1964)
- Abwehrmechanismen (u. a. HAAN, 1977).

Die hierdurch ermöglichte Aufrechterhaltung der Gültigkeit der Selbsttheorie ist aber meist nur von begrenzter Dauer, eine langsam sich vollziehende Anpassung der Theorie an sich verändernde Bedingungen im Laufe des Lebens ist die Regel. Die Gesprächspsychotherapie versucht in diesem Sinne aufgrund neuer Umwelterfahrungen notwendig werdende Veränderungen des Selbstbildes systematisch zu begünstigen.

Selbst und Selbstkonzept sind dabei zu unterscheiden (SEEBAUM, 1979): Das Selbst umfaßt alles, was die betreffende Person als für sich charakteristisch bestimmt hat. COMBS & SNYGG (1959) sprachen in diesem Zusammenhang vom phänomenalen Selbst. Demgegenüber werden die Begriffe "Selbstkonzept", "Selbstbild", "Selbsttheorie" benutzt, wenn die Abstraktion des phänomenalen Selbst gemeint ist. Diese Begriffsbildung umfaßt die Einstellung zur eigenen Person und ihrem Verhalten, wobei das Selbstkonzept erst durch Austausch mit ihrer sozialen Umwelt entsteht. Eine Einstellung und somit auch eine Selbsttheorie enthält kognitive, affektive und Verhaltenskomponenten. Das Selbstbild hängt auch aufgrund der ständigen Interaktion mit der Umwelt mit Fremdbildern zusammen (vgl. Auto-Heterostereotype) und ist mit dem Thema der Selbstakzeptanz eng verflochten.

Geht man nun mit ALLPORT (1970) davon aus, daß unser körperliches Selbst ein Leben lang Ankergrund für unser Selbstbewußtsein ist, da keine Emotion und Handlung ohne Körper vorstellbar ist, so wird nur allzu deutlich, daß unser Körperbild Teil unseres Selbstbildes ist. Dieser Ansatz wurde bisher im Bereich der Persönlichkeits- wie Sozialpsychologie zu wenig berücksichtigt. Hier sollen Ausführungen von EPSTEIN referiert werden:

Als Subsysteme des Selbstkonzeptes unterscheidet der Autor zwischen Körper-Selbst, Innerem Selbst und Moralischem Selbst.

Das Körper-Selbst entwickelt sich aus der Erfahrung, daß der eigene Körper ein eigenständiges Subsystem in dem allgemeinen Konzept "menschlicher Körper" ist. Das Konzept des Körper-Selbst ist bereits bei zehn Monate alten Kindern ausgebildet.
Die Konzeptualisierung ergibt sich aus dem Vergleich mit anderen menschlichen Körpern im Sinne der Übernahme von Bezeichnungen (z. B. für bestimmte Körperteile) und durch Rückschlüsse von Gleichheit und Verschiedenheit auf eigene sichtbare und nicht sichtbare, aber über andere Sinne erfahrbare Körperteile. Eine Reihe von Erfahrungen fördern die Konzeptualisierung des eigenen Körpers als von anderen Körpern verschiedene Einheit:

- die Schmerzerfahrung (Nozizeption);
- die Kontinuität des Erlebens: von keinem anderen Körper gehen so beständig Reize aus wie vom eigenen;
- die Kontrollfähigkeit: die eigenen Körperteile reagieren am besten auf die eigenen Wünsche;
- die Doppelempfindung: wenn man sich selbst berührt, erfährt man gleichzeitig den Reiz als aktiv Handelnder und passiv Erlebender;
- die somaesthetischen Afferenzen der Oberflächen- und Tiefensensibilität: mit diesen Reizen der Leiblichkeit (auch "Interozeption" genannt), die durch Spannungs- und Stellungsrezeptoren der Haut vermittelt werden, ist es überhaupt erst möglich, grundsätzliche Informationen über die Körpergestalt zu erhalten;
- die sensorischen Afferenzen: besonders der visuelle Sinn (ergänzt durch bildhafte Repräsentationen wie Spiegelbild, Abbildung unseres Körpers) und der haptische Sinn ermöglichen eine konkret-anschauliche

Repräsentation unseres Körpers. Forscher dieses Gegenstandsbereiches formten denn auch den Begriff des Körperbildes. Die übrigen Sinnesorgane (Gehör, Geruch Geschmack) tragen wenig zur Ausprägung der bildhaften Vorstellung unseres Körpers bei, informieren aber über Funktionen und Zustände unseres Körpers, u. a. auch darüber, ob er krank oder gesund ist;
- die exterozeptiven Quellen: durch die Auseinandersetzung mit der physikalischen und sozialen Umwelt wird das Körperkonzept (z. B. das der Körperstärke, körperlichen Leistungsfähigkeit, körperlichen Verletzbarkeit etc.) gebildet und ständig verändert. Dabei werden nach FILIPP (1975) einerseits direkte oder indirekte Aussagen des Interaktionspartners zum eigenen Körper herangezogen; andererseits stellt das Individuum direkte bzw. indirekte Vergleichsprozesse zu anderen Körpern her. Beispielsweise wird für die Wahrnehmung der eigenen körperlichen Attraktivität ein normatives Bezugssystem vorausgesetzt, welches im Laufe des Sozialisationsprozesses erworben wurde. Körperkonzepte - z. B. solche, wie die der naiven Krankheitstheorien - sind somit sowohl geschlechts- wie schichtspezifisch, aber auch kulturell beeinflußt.

Darüber hinaus findet ein aktives Training zur Differenzierung des Körper-Konzepts statt. Entsprechende Reaktionen eines Kindes werden verstärkt; die Bezeichnung mit "ich" und "mein" wird geübt. Ein eigener Antrieb zur Differenzierung des Körper-Konzepts entsteht durch die Möglichkeiten zur Vorhersage und Organisation von inneren Signalen und Umweltreizen, die die Kontrollfähigkeit über den eigenen Körper und damit die Möglichkeit, durch eigenes Verhalten extern Verstärkung zu erhalten, erhöhen.

Das <u>Innere Selbst</u> umfaßt nach EPSTEIN Fähigkeiten, Eigenschaften, Wünsche, Triebe und die damit eng verknüpften Gefühle sowie die Selbstwertschätzung. Das Innere Selbst entwickelt sich später als das Körper-Selbst durch die Kontinuität der Erfahrung mit sich selbst, durch das Bewußtsein der eigenen Beteiligung, der eigenen Handlungsmöglichkeit und -fähigkeit. Angeborene Bedürfnisse - u. a. dem nach positiver Selbstwertschätzung - und deren Verteidigung bei Bedrohung der Bedürfnisbefriedigung begründen die Entwicklung. Nach EPSTEIN bewertet jeder Mensch automatisch sich selbst mit allen Eigenschaften, Fähigkeiten, Handlungen und Gedanken; wir erleben Gefühle, die mit dem Selbstwert verbunden sind, unabhängig von anderen Menschen in unserer Umwelt.

Im <u>Moralischen Selbst</u>, das Teil des Inneren Selbst ist, werden sozial akzeptierte Normen und die damit verbundene Bewertung übernommen, d. h. es handelt sich um verinnerlichte Bewertungen anderer bezüglich der eigenen Person und ihrer Eigenschaften und Leistungen. Das resultierende Selbstwertgefühl stellt ein Grundbedürfnis und die Antriebskraft für das Individuum dar.

Mit diesen Ausführungen sind die wesentlichen Annahmen der Selbsttheorie nach EPSTEIN skizziert. Untermauert wurde seine Theorie durch empirische Forschungen (vgl. auch Literaturüberblick, S. 51), die immer wieder bestätigten, daß Gefühle und Meinungen zum eigenen Körper in engem Zusammenhang stehen mit Gefühlen und Einstellungen zu dem eigenen Selbstkonzept und Selbstwert; dies bedeutet nichts anderes, als daß unser Körper eng verflochten ist mit unserer erlebten Identität (ROSEN & ROSS, 1968; POLIVY, 1977; CLOARKES, 1979; SEEBAUM, 1979; HEESEN & KOLECKI, 1982; v. KEREKJARTO, 1982b; MRAZEK, 1983). Daraus folgt, daß Veränderungen des Selbstbildes immer auch Rückwirkungen auf das Körperkonzept haben und das die Veränderung des Körperkonzeptes beispielsweise durch Erkrankung oder Operation unmittelbar negative Auswirkungen auf das Selbstkonzept haben dürften.

Beurteilt man abschließend den selbsttheoretischen Ansatz von Körpererfahrung nach EPSTEIN, dann können wir festhalten, daß er gestattet, Phänomene der Körpererfahrung in umfassendere theoretische Konstrukte zu integrieren und sie aus einer verkürzten theoretischen Sichtweise herauszulösen. Der selbsttheoretische Ansatz eröffnet die Möglichkeit, Körpererfahrung auch als situations- und interaktionsspezifisch zu begreifen. In der vorliegenden Untersuchung wurde deshalb im wesentlichen von diesem Ansatz ausgegangen.

C. DEFINITION VON KÖRPERERFAHRUNG

Der vorangehende Abschnitt hat deutlich gemacht, daß Forscher - je nach theoretischer Ausrichtung - in den letzten Jahren sehr verschiedene Aspekte von Körpererfahrung mit den unterschiedlichsten Methoden untersuchten. Dabei zeigte sich, daß Körpererfahrung ein sehr komplexes Konstrukt darstellt, dessen interne Bezüge noch weitgehend unaufgeklärt bzw. noch gar nicht beforscht worden sind. Mit PAULUS (1982, S. 14) ist festzustellen, daß Begriffe wie "Körperschema", "Körperkonzept", "Körper-Bild", "Körper-Selbst" ihre Bedeutung in der psychologischen Analyse verloren haben, weil ihr Nutzen als übergreifende Konstrukte im Beschreibungs- und Erklärungszusammenhang des Verhaltens als gering einzuschätzen ist; sie demnach ein theoretisches Niveau vortäuschen, welches sie nicht einlösen, da eine umfassende Theorie des Körperschemas fehlt. Der Entwurf von SHONTZ kommt dieser Forderung noch am ehesten nach. Als Tendenz zeigt sich eine Abkehr von der Verwendung solcher theoretisch und historisch vorbelasteter Begriffe. Im Vordergrund stehen vielmehr einzelne Aspekte der Körpererfahrung wie etwa "Zufriedenheit mit dem eigenen Körper", "erlebte Attraktivität" usw.

Bei den derzeit vorliegenden Definitionen zur Körpererfahrung lassen sich zwei Gruppen unterscheiden. Bei der ersten Gruppe werden Prozesse der Informationsaufnahme und -verarbeitung körperlicher Erfahrung hervorgehoben (z. B. Wahrnehmung, Vorstellung, Wissen, Kenntnis), d. h. der kognitive Aspekt tritt in den Vordergrund. Beispielsweise meinte FREDERIKS (1969) mit dem Körperschema "the peripheral, schematically concious, structured, plastically boarded spatial perception of one's own body". GERSTMANN (1958) sprach von "the inner picture or model which one forms in one's mind of one's body or one's physical self". Dabei bleibt anzumerken, daß nicht immer klar ist, was unter "Körper" zu verstehen ist: "Körper" kann sich direkt auf die Morphologie (d. h. "Körperbild" bedeutet wörtlich die Vorstellung des körperlichen Aussehens), oder aber im erweiterten Sinne auf Körpereigenschaften, -funktionen und -fähigkeiten beziehen.

Zum anderen gibt es eine Reihe von Definitionen, die gefühlsmäßig bewertende Prozesse betonen (z. B. Meinung, Überzeugung, Gefühle dem Körper gegenüber), die das Verhältnis des Individuums zum Körper thematisieren. Es handelt sich also um mehr affektiv akzentuierte Definitionen wie z. B. von FISHER & CLEVELAND (1968), die das Körperbild definierten als "individual feeling and attitudes toward his own body".

Gemäß diesen unterschiedlich akzentuierten Definitionen von Körpererfahrung zerfallen dann auch die darauf aufbauenden Forschungsarbeiten in mehr wahrnehmungspsychologische Ansätze mit Methoden der klassischen Psychophysik (vgl. SHONTZ), oder in mehr persönlichkeitspsychologische Ansätze (vgl. SCHILDER; FISHER & CLEVELAND).

Für Definitionen, die die neurophysiologischen (Körperschema) sowie phänomenalen und emotionalen Aspekte von Körpererfahrung (Körperbild, Körper-Ich) akzentuieren, soll die Definition von BISCHOF (1974, S. 422) stehen:

"Das Körper-Ich läßt sich phänomenologisch definieren als leibhaftig wirkliche (d. h. aus Stoff geformte und mit mechanischen Eigenschaften wie Trägheit, Schwere, Elastizität und dgl. ausgestattete) freibewegliche Raumgestalt, die durch das Wesensmerkmal des "eigenen", "unmittelbar zu mir selbst gehörenden", "von meinem Ich (meiner Seele) Durchdrungenen" ausgezeichnet ist, innerhalb derer ferner meine Krafterlebnisse und an deren Grenzfläche meine Berührungserlebnisse sich lokalisieren und an deren Teilen und Gliedern mein Wille unmittelbar angreifen kann. Die

Grenzen dieses Bereiches sind in der Regel weiter als
die des physischen Körpers, zugleich auch variabler und
teilweise auch weniger scharf. Wie von praktisch allen
Autoren übereinstimmend bemerkt wird, umfassen sie nicht
nur die leblosen Teile des Körpers (z. B. Haare und
Fingernägel), sondern auch die Kleidung sowie unter Umständen (nämlich dann, wenn diese Objekte in einem festen
Funktionsverband mit dem eigentlichen Körper stehen)
Werkzeuge und Fahrzeuge."

Bei der eben erwähnten Definition von BISCHOF sollte
nicht vergessen werden, daß das alte Leib-Seele-Problem
vergrößert werden kann, d. h. das Körperschema wird einerseits rein neurophysiologisch und andererseits rein phänomenologisch definiert. Ganz sicher sind aber beide Ansätze
zu integrieren, denn Wahrnehmung selbst ist einmal physikalisch-physiologisch, zum anderen rein phänomenologisch beschreibbar. MERLEAU-PONTY (1966) warnte ausdrücklich vor
der dualistischen Betrachtungsweise. Nach MERLEAU-PONTY
(vgl. WALDENFELS, 1985, S. 149) ist die "Leiblichkeit
des Ich" weder bloßes Abbild noch Gesamtbewußtsein vorhandener Körperteile, sondern sie ordnet Körperteile nach
ihrer Wertigkeit für den Gesamtentwurf des Organismus in
sich ein und von daher kann sie in diesem Sinne als dynamisch bezeichnet werden: neu einlaufende Erfahrungen verändern auch die Leiblichkeit des Ich. Diese gibt Auskunft
darüber, wie wir uns in unserer Welt befinden. Durch den
Leib haben wir eine Welt (Körper als Medium zur Welt)
und sind in der Welt verankert.

In der vorliegenden Studie wird von dem von PAULUS (1982)
für den deutschen Sprachraum geprägten Begriff der <u>Körpererfahrung</u> ausgegangen und ähnlich weit gefaßt wie bei
BERGLER (1974): unter "Körpererfahrung" werden sämtliche
von der Person erlebte Wahrnehmungen und geäußerte
Einstellungen verstanden, die zu dem Erleben und Verhalten
ihres Körpers im weitesten Sinne in einer direkten oder
indirekten Beziehung stehen. Störungen dieser Erlebnis-

bzw. Verhaltensweisen werden zu Körpererfahrungsstörungen.

Körpererfahrung kann nach BERGLER in drei Dimensionen differenziert werden, und zwar in eine

- wahrnehmungspsychologische Dimension, die die kognitive Verarbeitung innerkörperlicher und sensorischer Reize (die Lokalisation von Berührungen, die Temperaturempfindungen und räumlich-geometrische Vorstellungsbilder vom eigenen Körper) umfaßt;
- persönlichkeitspsychologische Dimension, die die Frage unserer Beziehung zum eigenen Körper beinhaltet, (z. B. inwieweit der Körper die Persönlichkeit bestimmt (Körper als Schicksal), oder ob die Persönlichkeit durch den Körper ausgedrückt wird (Körper als Ausdrucksmedium); ein weiteres Thema ist die Zufriedenheit mit dem Körper und die damit verbundene Selbstwertschätzung);
- sozialpsychologische Dimension, die die Bedeutung des Körpers in sozialen Situationen (als Ausdrucks- und Mitteilungsinstrument) sowie die Bedeutung der sozialen und kulturellen Normen bezüglich des Körpers umschließt.

In der zu referierenden Untersuchung wurde die persönlichkeitspsychologische Dimension bei brustkrebserkrankten und mastektomierten Frauen herausgegriffen und einer wissenschaftlichen Analyse unterzogen. Da Körpererfahrung im Rahmen des Ansatzes der Selbsttheorie nach EPSTEIN (vgl. S. 17) beforscht wurde und Selbstkonzepte in kognitive, emotionale und verhaltensbezogene Komponenten aufgegliedert werden können, war Thema dieser Arbeit, welche Vorstellungen erkrankte und operierte Ptn über ihren Körper hatten, wie sie ihn erlebten, und wie sie mit ihm konkret umgingen bzw. welche Handlungsimpulse sie ihm gegenüber empfanden.

D. BRUSTKREBSERKRANKUNG

1. Epidemiologie des Mamma-Karzinoms

1.1 Morbiditätsraten

Brustkrebs ist das häufigste Karzinom der Frau (WAGNER, 1985). Jährlich werden 15 000 - 28 300 Neuerkrankungen (BARTH, 1980; BUNDESMINISTER FÜR FORSCHUNG UND TECHNOLOGIE, 1983) angegeben. Mit anderen Worten erkranken im Jahr von 10 000 Einwohnern 56 Frauen neu an Brustkrebs (vgl. altersstandardisierte Inzidenzrate nach SEGI; zit. nach WAGNER, 1985), oder noch anders ausgedrückt: jede 14. Frau erkrankt in Mitteleuropa an Brustkrebs. Von allen Krebserkrankungen der Frauen entfallen 20 - 25 % auf Brustkrebs. 1980 lebten in der Bundesrepublik Deutschland 30 000 - 50 000 mastektomierte Frauen mit Brustkrebs (BARTH, 1980). DE WAARD (1978;zit. nach WAGNER, 1985) fand einen deutlichen Anstieg der Neuerkrankungsraten beim Vergleich der Zeiträume 1962 - 1966 und 1968 - 1972.

1.2 Mortalitätsraten

Bei der Betrachtung der Mortalitätskurven wird deutlich, daß Brustkrebs die häufigste Krebstodesursache bei Frauen darstellt und daß sogar in der Altersstufe 35 - 45 Jahre Brustkrebs die häufigste Todesursache bei Frauen überhaupt ist. Die Sterberate liegt denn auch bei 20.8 Frauen pro 100 000 Einwohner. Die jährliche Sterberate wurde für das Jahr 1977 mit 11 540 vom BUNDESMINISTER FÜR FORSCHUNG UND TECHNOLOGIE angegeben.

1.3 Altersabhängigkeit

Die häufigsten Erkrankungen werden nach SCHMIDT-MATTHIES-SEN (1979) und KNÖRR et al. (1982) in dem Altersintervall 45 - 55 Jahre angegeben. Es ist ein steiler Anstieg der jährlichen Erkrankungsraten bis zur Menopause zu beobachten; aber auch in der postklimakterischen Phase ist ein weiterer, wenn auch abgeschwächter Anstieg zu vermerken. Möglicherweise deutet der Verlauf an, daß die prä- wie postklimakterische Brustkrebserkrankung eine unterschiedliche Ätiologie oder Pathogenese hat. Das häufigste Sterbealter liegt bei 65 - 70 Jahren. Die Mortalitätsraten zeigen einen ähnlichen Anstieg wie die Inzidenzraten in der letzten Zeit: beim Vergleich des Zeitraumes 1956 mit 1975 hat die Brustkrebssterblichkeit um 26 % zugenommen (WAGNER, 1985).

1.4 Prognose

Die Prognose der Brustkrebserkrankung hängt u. a. von der Lokalisation des Tumors ab (ob lebenswichtige Organe betroffen sind und ob er operabel ist), vom Zelltyp (90 % der Erkrankungsfälle sind einem infiltrierenden Karzinomtyp zuzurechnen, der sich außerhalb des ursprünglich entarteten Gewebes ausbreitet), der Wachstumrate des Tumors sowie dem Ausbreitungsgrad der Erkrankung. Die genaue Einteilung in 4 Erkrankungsstadien erfolgt heute nach dem TNM-System:

Klinisches Stadium	TNM-Klassifizierung
I	$T_1N_0M_0$
II	$T_1N_1M_0$ $T_2N_0M_0$ $T_2N_1M_0$
III a	$T_3N_0M_0$ $T_3N_1M_0$ $T_3N_2M_0$ $T_1N_2M_0$ $T_2N_2M_0$
III b	$T_1N_3M_0$ $T_2N_3M_0$ $T_2N_3M_0$ $T_4N_0M_0$ $T_4N_1M_0$ $T_4N_2M_0$ $T_4N_3M_0$
IV	jedes T, jedes N, M_1 und mehr

Tab. 1: Stadiengruppierung von Karzinom-Befunden unter Berücksichtigung des TNM-Systems (KNÖRR et al., 1982; I = Stadium mit bester, IV = Stadium mit schlechtester Prognose; T = Tumorgröße und Verschiebbarkeit des Knotens auf dem Brustmuskel, N = Befall von Lymphknoten (Noduli) in der Achselhöhle und deren Beweglichkeit, M = Metastasen (Tochtergeschwulst außerhalb des zuerst befallenen Gewebes)

Nach der Tumorgröße beurteilt, gelten nach KNÖRR et al., (1982) folgende Prognosewahrscheinlichkeiten:

Tumorgröße	Überlebensrate (in %)	
	5 Jahre	10 Jahre
T 1	70-80	60-70
T 2	50-70	20-30
T 3	20-30	0-10
T 4	0-10	0

Tab. 2: Überlebensraten bei Mamma-Karzinom in Zeitabständen von 5 und 10 Jahren, orientiert an der Tumorgröße (KNÖRR et al., 1982)

Die Tumorgröße steht in enger positiver Beziehung zur Metastasierungswahrscheinlichkeit. Das Mamma-Karzinom neigt zu frühen Metastasierungen, vor allem in Wirbelsäule, Schädel, Lunge und in die zunächst nicht betroffene Brust hinein. Von daher gilt Brustkrebs als schwer therapierbar (selbst bei T_1-Stadien sind 25 - 50 % der Lymphknoten der Achselhöhle oder/und des Brustbeines befallen). Entscheidend für die Heilungserwartung ist deswegen auch der Lymphknotenbefall:

Lymphknotenbefall (N)	Überlebensrate (in %)	
	5 Jahre	10 Jahre
N –	76	65
N + (1-3)	62	38
N + (≥ 4)	31	13

Tab. 3: Überlebensraten bei Mamma-Karzinom in Zeitabständen von 5 und 10 Jahren, orientiert am Lymphknotenbefall (KNÖRR et al., 1982)

Aus der vorangegangenen Tabelle ist zu sehen, daß nur bei relativ früh diagnostizierten Mamma-Karzinomen mit günstigen Prognosen zu rechnen ist. Bei den Stadien III und IV lassen sich nur Remissionen mit begrenzter Lebenserwartung erreichen.

2. Diagnose des Mamma-Karzinoms

Im Gegensatz zu vielen anderen Erkrankungen, die sich durch Warnsignale ankündigen (ROSEMEIER, 1978), fehlen beim Brustkrebs in der Regel Frühsymptome. Nur bei ca. 10 % aller erkrankten Frauen treten überhaupt Brustbeschwerden, bei 2 - 3 % eitrige und blutige Sekretion aus der Mamille, auf. Unspezifische Symptome wie Abgeschlagenheit etc. werden häufig anderen Ursachen zugeschrieben. Erst das Ertasten eines Knotens in der Brust und/oder die Beobachtung einer Konturverschiebung der Brust stellen für die Ptn deutliche Leitsymptome dar. Letztere Symptome müssen allerdings als Spätsymptome gewertet werden, da bereits zwei Drittel des Tumoralters verstrichen sind (es vergehen 5 - 10 Jahre, bevor ein Krebs klinisch manifest wird, vgl. OESER & KOEPPE, 1980), so daß die hämatogene wie lymphogene Verbreitung von Tumorzellen bereits begonnen hat. Die Entdeckung eines Knotens in der Brust durch Selbstertastung geht nach wie vor an erster Stelle von der Patientin aus, erst an zweiter Stelle rangiert die Krebsvorsorge. (Der Prozentsatz derjenigen Frauen, die den Tumor selbst endeckten, wurde von ECKSTEIN (1986) mit 82 % und bei MUTHNY et al. (1986) mit 62 % angegeben.)

Hat der Arzt den Verdacht eines Mamma-Karzinoms durch Brustpalpation erhärtet, so wird er die Patientin in die Klinik überweisen, wo sie eine Menge diagnostischer Maßnahmen über sich ergehen lassen muß: Röntgen der Brust (Mammographie), andere Verfahren wie die Darstellung der Milchdrüsengänge (Galaktographie), Aufzeichnung der Wärmestrahlung im Brustbereich (Thermographie) und zur sicheren Abklärung des histologischen Befundes eine Gewebeentnahme (Probeextirpation), bei der unter Vollnarkose der Knoten entfernt und im Schnellschnittverfahren untersucht wird. Mit dem histologischen Befund fällt die Entscheidung der Therapie: Ist der Befund karzinogen, wird die Brust mastektomiert. Die Patientin sollte also bei ihrem Einverständnis zur Probeextirpation nicht nur darüber aufgeklärt werden, daß sie möglicherweise Krebs hat, sondern auch bereits einverstanden sein, daß im Falle einer Indikation weiter operiert wird. Ferner hat sie sowohl die Auseinandersetzung mit einer möglichen malignen Diagnose zu leisten, als auch Narkose- und Operationsängste zu bewältigen (vgl. SCHMIDT, 1984).

3. Behandlungsmethoden

Die <u>operative</u> Beseitigung des Primärtumors ist die erste therapeutische Methode der Krebsbehandlung, so weit es sich nicht um inoperable und maligne Systemerkrankungen handelt. Auch unter kurativem Aspekt (Stadium I und II) sowie unter palliativem Aspekt (Stadium III und IV) wurde früher möglichst radikal operiert, d. h. die Ärzte gingen "von dem orthodoxen chirurgischen Grundsatz aus, daß ein Tumor im Zusammenhang mit einem großen Areal gesunden Gewebes und dem zugehörigen Lymphabflußgebiet chirurgisch entfernt werden muß" (BELLER & MÖHLEN, 1978b).

Bei der radikalen Operationsmethode nach HALSTED-MEYER--ROTTER (1894; zit. nach BELLER, 1985) wird die Brust ganz, beide Brustmuskel, die Lymphknoten der Achselhöhle und des Schlüsselbeins (axillär, intra- und supraclaviculär) entfernt. Diese Operation wird auch heute noch ausgeführt. Bei der ultra-radikalen Mastektomie (u. a. URBAN, 1952; zit. nach BELLER, 1985) wurde ein noch größerer Teil der Brustwand über die vorher beschriebene Operation hinaus entfernt (s. Anm.).

Bei beiden Operationsverfahren entsteht eine große, quer über die gesamte Brustwand verlaufende Narbe. Durch die Entfernung der Brustmuskeln bleibt keine gerade Fläche, sondern eine Ausbuchtung - ein Loch - in der Brustwand zurück. Folgende Argumente sprechen derzeit für ein weniger radikales Vorgehen bei der Operation:

Anm.: In den auf S. 59 referierten Untersuchungen wurden die meisten Frauen mit dieser radikalen oder ausgedehnt radikalen Operationsmethode behandelt.

- die 5-Jahres-Überlebensrate ist bei radikalerem Vorgehen nicht eindeutig günstiger
- auch bei radikaleren Operationen kann nicht alles, von Tumorzellen befallenes Gewebe sicher entfernt werden
- die Belastungen einer ausgedehnten Operation sind für die Ptn erheblich größer (Bewegungseinschränkungen, Ödembildungen)
- durch Vorsorgeuntersuchungen und Aufklärung der Bevölkerung werden 50 % (BELLER & MÖHLEN, 1978) bis 60 % (JUDMAIER, 1980) der Karzinome im Stadium $T_1N_0M_0$ entdeckt.

Aus diesen Gründen wird heute oft eine Mastektomie nach PATEY durchgeführt. Hierbei handelt es sich um ein modifiziertes radikales Vorgehen. Schon 1906 beschrieb HANDLEY eine Operationsart des Mamma-Karzinoms, die der klassischen HALSTED-MEYER-ROTTER-Operation entsprach, mit der Modifikation, daß der große Brustmuskel erhalten blieb. PATEY und DUSON modifizierten 1938 dieses Vorgehen, nach dem eine Entfernung der Brust mit kompletter Ausräumung des Lymphfettgewebes der Achselhöhle einschließlich der Resektion des kleinen Brustmuskels durchgeführt wurde. Die Mehrzahl der Operateure bevorzugt gegenwärtig eine modifizierte radikale Mastektomie nach PATEY mit einer eingeschränkten Lypmphadenektomie ohne Entfernung des kleinen Brustmuskels. Folgende Schnittechnik wird ausgeführt (zur Veranschaulichung, vgl. Schema 1):

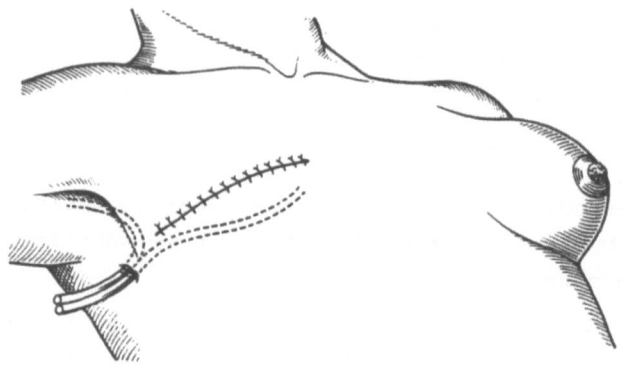

Schema 1: Modifizierte radikale Mastektomie nach PATEY (mit STEWART-Schnitt); Zustand nach der Hautnaht mit Redondrainage (In: BELLER, 1985)

Die Schnittführung soll - wenn es die Lage des Tumors ermöglicht - immer querovalär sein, unter Einbeziehung der Mamille (STEWART-Schnitt). In diese Schnittführung muß die Gewebeentnahme gut eingeführt sein. Der Brustdrüsenkörper wird en bloc reseziert unter Mitnahme der Fascie des großen Brustmuskels. Es schließt sich eine diagnostische Lymphadenektomie der Achselhöhle an, wobei 10 - 15 Lymphknoten entfernt werden. Die Frauen verlieren also die gesamte Brust einschließlich der Brustwarze. Die Vorteile der modifizierten radikalen Mastektomie nach PATEY gegenüber der HALSTED-MEYER-ROTTER-Operation liegen in der Erhaltung des großen und kleinen Brustmuskels und der Schnittführung, durch die ein besseres kosmetisches Ergebnis und eine spätere Rekonstruktion der Brust ermöglicht wird. Durch das eingeschränkte Vorgehen in der Achselhöhle werden Komplikationen wie "Armödem" und "Funktionseinschränkung des Armes" weitgehend ausgeschaltet.

Seit 1982 wird in der Universitäts-Frauenklinik Münster die bilaterale eingeschränkte subkutane Mastektomie mit Eigenaufbau nach BELLER (vgl. BELLER, 1985) durchgeführt. Bei dieser Operationsmethode wird der Tumor und ein großer Teil des Drüsenkörpers entfernt. Das zurückbleibende Binde- und Fettgewebe wird zur Bildung einer kleineren Brust verwendet. Die nicht befallene Brust wird größenmäßig angepaßt. Der Vorteil dieser Methode besteht darin, daß

- die Brustwarzen erhalten bleiben
  (wenn keine Tumorzellen vorhanden sind)
- die Narben in der Hautfalte des unteren Brustrandes verlaufen
- das Erkrankungsrisiko der zweiten Brust durch ihre Einbeziehung in die Operation herabgesetzt ist
- die Symmetrie der Brüste erhalten bleibt, so daß z. B. geringere Kleidungsprobleme auftreten.

Bei dieser Operation wird die nur leicht veränderte Technik einer Reduktionsplastik der weiblichen Brust (BELLER & WAGNER, 1980) angewandt. Folgende Technik kommt zur Anwendung (zur Verdeutlichung, vgl. Schema 2):

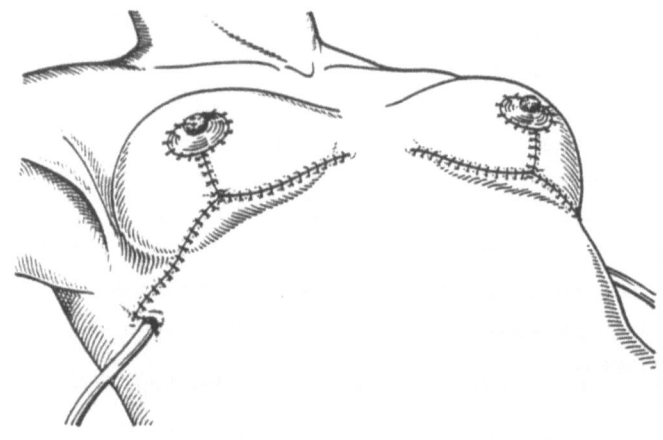

Schema 2: Bilaterale modifizierte subkutane Mastektomie mit Eigenaufbau nach BELLER (= sog. Reduktionsmastektomie mit BIESENBERGER-Schnitt); Zustand nach der Hautnaht mit Redondrainage beidseitig (In: BELLER, 1985)

Nach dem Anzeichnen der Umschneidungsfigur mit einer stark modifizierten Schablone nach STROEMBECK, Einschneidung des Warzenhofes durch die Stanze nach WAGNER und Inzision des kaudalen Abschnitts der STROEMBECK-Figur, wird der Drüsenkörper von der Fascie des Brustmuskels abgehoben und nach oben geschoben, anschließend die Pectoralisfascie entfernt. Der S-Schnitt (BIESENBERGER-Schnitt) wird lateral angelegt. Auf diese Weise kann leichter eine axilläre Lymphadenektomie durchgeführt werden. Danach lassen sich die beiden Hälften aufklappen und das Karzinom wird vom nicht befallenen Gewebe entfernt, was Schnellschnitte in der gesunden Umgebung festlegen. Eine Biopsie der Warze und des Warzenhofes läßt erkennen, ob die Areolae von karzinogenem Gewebe frei sind. Der Drüsenkörper wird anschließend unter Schonung der Ausläufer in das Fettgewebe schichtweise ausgeräumt. Das erhaltene Fettgewebe wird zum Eigenaufbau einer neuen Brust verwandt, wobei im allgemeinen eine Brust von ca. 100 - 200 g erhalten wird. Auf der dem Karzinom ipsilateralen Seite wird eine einfache Lymphadenektomie durchgeführt, bei der 10 - 15 Lymphknoten entfernt und durch Schnellschnitt-Verfahren untersucht werden. Findet sich karzinomatöses Wachstum, wird perioperativ die erste adjuvante Polychemotherapie durchgeführt.
Nach Abschluß der primären Wundheilung schließt sich dann die Nachbestrahlung von Axilla und Brustwand auf der Karzinomseite an.

Bei über 200 derartig beidseitig operierten Frauen wurden bislang innerhalb eines Zeitintervalls von 2 Jahren keine Lokalrezidive beobachtet. Die Rate von kleinen Karzinomen, die in der kontralateralen Brust aufgefunden wurden, betrug in Münster unter 15 % (SCHWEPPE & FELDMANN, 1984). Nekrosen des Warzenhofes ließen sich in weniger als 1 % beobachten.

In einigen Fällen wird nur der Tumor entfernt (Tylektomie, Lumpektomie oder auch Quadrantenresektion genannt). Die Brust bleibt bei dieser Operationsmethode vollständig erhalten. Das Risiko des Auftretens eines Rezidivs ist deutlich erhöht.

Neben der operativen Behandlung wird je nach Diagnose, Operationsmethode und Ausrichtung der behandelnden Ärzte vor und/oder nach der Operation das betroffene Gebiet bestrahlt. Die <u>Strahlentherapie</u> wird mit ausreichend hohen Dosen (4000 - 5000 rad) fraktioniert appliziert. Eine solche Behandlung führt bei den Frauen zu Müdigkeit, außerdem vernarbt die Haut um das bestrahlte Areal; diese Therapie löst bei vielen Ptn angesichts des hilflosen Alleinseins mit einer als gefährlich erlebten Apparatur Angst aus. Die Strahlentherapie kommt insbesondere bei weniger radikalen Operationsmethoden sowie bei der Behandlung fortgeschrittener Krebsstadien, Rezidiven und Metastasierungen in Frage.

<u>Chemotherapie mit Zytostatika</u> wird zunehmend adjuvant, wenn noch kein Anhalt für eine Metastasierung besteht, eingesetzt. Sie scheint Überlebensraten zu verbessern und verlängert rezidivfreie Intervalle. Palliativ wird sie insbesondere im Stadium III und IV eingesetzt. Die Wirkung der Zytostatika ist nicht nur auf Krebszellen begrenzt, sondern hemmt auch das Wachstum gesunder

Zellen, wovon speziell die blutbildenden Systeme betroffen sind. In der lang andauernden Behandlung (2 - 6 Monate bis zu mehreren Jahren) treten z. T. erhebliche Nebenwirkungen auf; am bekanntesten sind Übelkeit, Haarausfall und Absinken der Blutwerte, aber auch Hautverfärbungen, Einflüsse auf die Darmtätigkeit, Nieren und Leber etc. Die körperliche und psychische Beeinträchtigung der Frauen ist groß.

Bei hormonrezeptor-positiven Mamma-Karzinomen kommt eine <u>endokrine Therapie</u> zum Tragen. Bei fortgeschrittener Erkrankung werden die Eierstöcke entfernt, wenn sich die Ptn noch vor bzw. im Klimakterium befinden. Nach der Menopause bekommen die Ptn Hormongaben (Antioestrogene sind den oestrogenen/androgenen heute vorzuziehen), die zu Übelkeit, Abmagerung, Thrombosen und Embolie sowie Herz- Kreislaufstörungen führen können.

4. **Psychische Reaktion auf bzw. Verarbeitung von Brustkrebs**

Aus der "life-event"-Forschung (vgl. DOHRENWEND & DOHRENWEND, 1974; FILIPP, 1981) wissen wir, daß unangenehme Lebensereignisse (auch "Krisen" oder "Stressoren" genannt) in enger Beziehung zu psychischen wie körperlichen Erkrankungen stehen (vgl. auch KATSCHNIG, 1980). Erst in letzter Zeit setzt sich die Ansicht durch, daß eine körperliche Erkrankung in sich selbst einen Streßfaktor darstellt (KRÜSKEMPER & SCHEJBAL, 1980), der sich seinerseits negativ auf den Erkrankungsverlauf und die Prognose einer Erkrankung im Sinne eines circulus vitiosus auswirken kann (vgl. hierzu das Rückkopplungsmodell als Belastungsspirale bei Krebs von BAHNSON; zit. nach KEREKJARTO, 1982a).

Gemäß HINTON (1977), MOOS (1977), COHEN & LAZARUS (1979) und SCHMIDT (1984) muß sich eine an Mamma-Karzinom erkrankte Patientin mit den folgenden <u>krankheitsbezogenen</u> Stressoren auseinandersetzen:

- Umgang mit den präklinischen Krankheitssymptomen (Knoten, Schmerzen in der Brust, allgemeine Schwäche);
- Verstehen des medizinischen Problems und der sich anschließenden Behandlungsanweisungen;
- Ertragen der diagnostischen und operativen Maßnahmen (Mammographie, Galaktographie, Thermographie, Probeextirpation und Mastektomie unter Vollnarkose);
- Unklarheit über die Art der Körperverletzung und der andauernden Veränderung des Körperschemas durch die Operation (Brustamputation bzw. -verkleinerung, Bewegungseinschränkung im betroffenen Armbereich) und die nachfolgenden kosmetischen Operationen (Brustaufbau);
- Aushalten negativer Begleiterscheinungen der notwendigen Folgetherapien (Bestrahlung, Chemotherapie, Hormontherapie);
- Umgang mit der Krankenhausumgebung (Weck-, Eßrhythmus, Besucherzeiten, räumliche Orientierung);
- Aufnahme angemessener Beziehungen zu häufig wechselndem Personal des Krankenhauses (Ärzte, Pflegepersonal, paramedizinische Berufsgruppen), sowie zu den Mitpatienten und den ambulanten Nachsorgeeinrichtungen;
- Unklarheit über die Ursache der Krebserkrankung, ihren Verlauf, ihre Prognose; Vorbereitung auf eine ungewisse Zukunft; Angst vor Rezidiven;
- Auftreten von Rezidiven/Metastasen; erneutes Ertragen aggressiver Therapieprogramme wie Bestrahlung und Zytostase;
- Gefahr der Dekompensation in der Terminalphase durch starke Schmerzzustände, Todesangst, Hoffnungslosigkeit, Mißachtung der Integrität, Autonomie und Isolation der Patientin.

Ferner hat die Patientin allgemeine Stressoren zu
bewältigen:

- Bedrohung des emotionalen Gleichgewichtes (z. B. den
  Mut verlieren, die Hoffnung aufgeben, Angst, Wut);
- Bedrohung des Selbstkonzeptes und des Selbstwert-
  gefühles (als Frau, als Partnerin, als Mutter,
  als Kollegin, als selbständiger Mensch);
- Integration der Krankheitserfahrungen und Veränderung
  des Selbstkonzeptes im Hinblick auf neue Realitäten
  (z. B. Kleidung, Hobbies);
- Störung der Zukunftspläne, Lebensziele (z. B. Urlaub,
  berufliche Karriere);
- Belastung und Bedrohung der Beziehung zum Partner,
  zur Familie, zu den Freunden;
- Probleme in beruflichen Rollen, Gefährdung bzw.
  Verlust des Arbeitsplatzes.

Viele wissenschaftliche Untersuchungen gehen davon aus,
daß die Entfernung respektive die Verstümmelung der
Brust eine schwere psychosexuelle Traumatisierung der
Patientin darstellt. Im wesentlichen ist mit den beiden
folgenden Problembereichen zu rechnen (vgl. auch MEYERO-
WITZ, 1980; RAY, 1980; FRICK-BRUDER, 1981; KOCH, 1982;
ZIEGLER, 1982, 1985):

- Trauer und Depression um den Verlust von Weiblichkeit,
  Attraktivität und Selbstwert;
- Ängste und Depressionen bezüglich Mastektomie (Angst
  vor Verstümmelung) und Krebs (Todesängste).

ACHTE & VAUHKONEN (1975) kamen aufgrund von Interviews
zu dem Urteil, daß 58 % ihrer Ptn unter Ängsten bzw.
Todesängsten sowie schweren Depressionen litten. ROBERTS
(1972; zit. nach ASKEN, 1975) ging von einem leicht geringeren Prozentsatz von 51 % aus. HERSCHBACH (1985)

fand bei 71 % - 90 % seiner Ptn Belastungen durch erkrankungsbezogene Ängste, wobei 66.8 % der Frauen Depressionen und 55 % eine Vielzahl allgemeiner Ängste angaben. Die Kontrollgruppe der zuletzt genannten Studie (Frauen mit Genital-Karzinom) unterschied sich dabei nicht signifikant von der Gruppe der mastektomierten brustkrebserkrankten Frauen.

Unter Berücksichtigung des Zeitverlaufs konnten MAGUIRE et al. (1978) feststellen, daß noch nach einem Jahr ein Viertel der Ptn - im Vergleich zu 10 % der Frauen der Kontrollgruppe, die sich aus Frauen mit Probeextirpation und gutartigem Zellbefund zusammensetzte - mit schweren Ängsten und Depressionen zu kämpfen hatten. ZIEGLER (1985) kam wider Erwarten zu dem Ergebnis, daß sich die Ptn mit früheren und späteren Erkrankungsstadien bzgl. Depressivität und Ängstlichkeit nicht unterschieden. Dagegen waren mastektomierte Frauen im Vergleich zu gesunden wesentlich niedergeschlagener und ängstlicher.
In einer follow-up Studie, in der Ptn anläßlich der Tumornachsorge während der ambulanten Kontrolluntersuchungen befragt wurden, fanden ZIEGLER et al. (1986) dagegen, daß Depressions- und Angstwerte im Krankheitsverlauf zunahmen. Die Autoren führten diese Befunde auf den Verlauf einer chronisch malignen Krankheit zurück, durch den die Ptn - auch bei zeitweisem Stillstand der Erkrankung - einer Vielzahl von Belastungen ausgesetzt waren. Beispielsweise wurden die Ptn durch die regelmäßigen Kontrolluntersuchungen subjektiv gesehen beständig mit der Möglichkeit von Rezidiven und der Progredienz ihrer Erkrankung konfrontiert. Diese Ergebnisse erklären Befunde von FRANK et al. (1978), in deren Untersuchung acht Jahre nach der Operation noch 32 % der Ptn Psychopharmaka nahmen, 11 % stark alkoholabhängig waren und 10 % sich in psychotherapeutischer Behandlung befanden. Diese Befunde stehen in Widerspruch

zu Ergebnissen von ECKSTEIN (1986), der eine Replikation
der MAGUIRE-Studie (1978) versuchte: In dieser Arbeit
wurden präoperativ sowohl für die Gruppe der an Mamma-
-Karzinom erkrankten Ptn als auch für die Kontrollgruppe
hohe Depressions- und Angstwerte gemessen. Postoperativ
sank die psychische Belastung in beiden Gruppen, wobei
zum Zeitpunkt der Entlassung brustkrebserkrankte Frauen
noch leicht belasteter waren als Frauen mit benigner
Brusterkrankung. Im Gegensatz zu den Resultaten von
MAGUIRE et al. war ein Jahr postoperativ jedoch kein
signifikanter Gruppenunterschied mehr feststellbar.
Auch MUTHNY et al. (1986) fanden bei Befragungen in
Kurkliniken bei ca. 45 % der Ptn eine anfänglich hohe
Belastung durch Depressionen, nach eineinhalb Jahren
gaben allerdings nur mehr 7 % der Frauen an, völlig
niedergeschlagen zu sein.

Als Grund für die stark variierenden Forschungsbefunde
müssen zunächst Unterschiede im methodischen Vorgehen
genannt werden: Zum einen wurden die Ptn unterschiedlich selektiert (die an Mamma-Karzinom erkrankten Ptn
wurden entweder während des stationären Aufenthaltes,
bei den ambulanten Nachsorgeuntersuchungen oder während
eines Kuraufenthaltes bzw. bei Tagungen von Selbsthilfe-
gruppen gewonnen). Zum anderen wurden sehr verschiedene
Kontrollgruppenvergleiche durchgeführt (brustkrebserkrankte Ptn wurden entweder mit Gesunden verglichen,
oder mit Ptn, die unter einer anderen bösartigen bzw.
benignen Tumorerkrankung litten). Außerdem müssen noch
andere wichtige Mediatorvariablen (z. B. präoperative
Psychopathologie, erhaltene Chemotherapie) genannt
werden, um die unterschiedlichen Ergebnisse erklären
zu können. Nach MORRIS et al. (1977) ergaben sich bei
denjenigen Frauen besonders schlechte Anpassungswerte,
die präoperativ bereits auffällige Depressions- als
auch Neurotizismuswerte aufwiesen. Des weiteren zeigten

Ptn mit adjuvanter Chemotherapie bzgl. der Depression, der Angst und der Sexualstörungen durchschnittlich um 30 % erhöhte Werte gegenüber den "nur" mastektomierten Ptn (MORRIS, 1980a). Beide Befunde weisen auf die Notwendigkeit einer psychosozialen Betreuung von Ptn hin. Auf den Bereich der psychosexuellen Störungen wird im Literaturüberblick näher eingegangen (vgl. S. 65).

Zu den Folgen im weiteren sozialen Umfeld der Ptn liegen nur wenige empirische Studien vor. Für den von KOENIG et al. (1967) angenommenen sozialen Tod der Krebspatienten mit Verschlechterungen der Freundesbeziehungen und Rückzug der Angehörigen, gibt es derzeit wenig empirische Evidenz: Die Ptn berichteten im Durchschnitt hohe soziale Unterstützung (ZIEGLER, 1982). Mit McCOLLUM (1978) kann davon ausgegangen werden, daß die psychischen Reaktionen der Angehörigen hinsichtlich der Erkrankung ihres Familienmitgliedes den Formen von Abwehr und Bewältigung ähneln, die bei den Erkrankten vorzufinden sind.

Es kann hier nicht weiter auf die Vielzahl der Untersuchungen zu den unterschiedlichen Formen von Krankheitsbewältigung bei mastektomierten und brustkrebserkrankten Frauen eingegangen werden (vgl. hierzu SEIDEL, 1980; SCHRÖDER, 1985). Deutlich ist nur, daß in fast allen Anpassungssituationen jeweils mehrere Arten des Umgangs mit Belastungen (mehr emotionsbezogenes versus mehr problemorientiertes Bewältigungsverhalten) angewendet werden kann (vgl. hierzu COHEN & LAZARUS, 1979; LAZARUS, 1981; BRAUKMANN & FILIPP, 1981, 1984).

Es wurde immer wieder versucht, längere Überlebensraten in Beziehung zu setzen mit besonders adaptivem gegenüber unangepaßtem Krankheitsverhalten auf seiten der Ptn. Die retrospektiv angelegten Studien haben zu dieser Fragestellung eher Verwirrung denn Aufklärung

gebracht (vgl. ZIEGLER, 1985; MUTHNY et al. 1986).
Es kristallisierte sich jedoch als besonders günstig
heraus, wenn Ptn einen gewissen Grad an Selbstkontrolle
über Stressoren empfanden. Die persönliche Kontroll-
überzeugung scheint eine wichtige Mediatorvariable im
Überlebenskampf zu sein: In den prospektiven Untersuchungen von WEISMAN & WORDEN (1975), GREER et al.
(1979) und ROGENTINE et al. (1979) zeichnete sich ab,
daß Ptn mit einem vergleichbaren Krebsbefund dann längere Überlebenszeiten aufwiesen, wenn sie zum einen
ein besonders aktives Leugnen ihrer Lebensbedrohung
zeigten, zum anderen ihre eigenen Bewältigungsmöglichkeiten bzw. die Einschätzung der eigenen Anpassungs-
leistung hoch einschätzten. Allerdings scheint die Art
psychischer Bewältigung nur solange Einfluß auf den
Krankheitsverlauf zu haben, wie der organische Krank-
heitsprozeß nicht zu weit fortgeschritten ist (z. B.
vermehrter Lymphknotenbefall). Korrelieren biologische
Determiniertheit des Krankheitsverlaufes und die
psychologische Beeinflußbarkeit negativ, so ist mit
ZIEGLER (1985) anzunehmen, daß eine effiziente Krankheitsverarbeitung u. a. durch eine verbesserte psychische
Betreuung von Tumor-Ptn nicht nur eine Steigerung der
Lebensqualität, sondern womöglich auch eine günstigere
somatische Prognose zur Folge hat. Ebenso scheint eine
gute soziale Unterstützung die Bewältigung kritischer
Erkrankungsstadien zu fördern (GORE, 1978; GOTTLIEB,
1981).

E.   STAND DER FORSCHUNG ZUM THEMA KÖRPERERFAHRUNG

In diesem Kapitel wird ein Überblick über den bisherigen Forschungsstand zum Thema Körpererfahrung gegeben, mit der nachstehenden Eingrenzung: es werden Publikationen berücksichtigt, die vor allem das weibliche Körpererleben betreffen. Hierbei wird unterschieden in Grundlagen- und Klinische Forschung. Es kommen insbesondere Studien zum Tragen, die aus dem Ansatz der Selbstkonzept-Forschung entwickelt wurden.

1.   Grundlagenforschung

Nach den entwicklungspsychologischen Untersuchungen von DAURAT-HMELJAK et al. (1966, 1969; zit. nach KIENER, 1973) formt sich das Bewußtsein vom Körperbild im Sinne einer körperlichen Raumgestalt innerhalb der allgemeinen geistigen Entwicklung im Alter von 4 bis 11 Jahren aus. Hierzu ist nach Meinung der Autoren ein gewisses intellektuelles Niveau absolute Voraussetzung. Das Wissen über das Körperinnere und die Funktionen des Körpers nimmt um das Alter von 9 Jahren stark zu (GELLERT, 1962) und man kann mit dem Aufsatz von STRAFFIERI (1967) davon ausgehen, daß bereits 8- bis 10jährige Kinder Körperideale für das eigene Äussere gebildet haben, Diskrepanzen zum eigenen Körperbau wahrnehmen und entsprechend emotional beantworten.

Nach den vorliegenden Arbeiten lassen sich geschlechtsspezifische Abweichungen bei der Entwicklung des Körperbildes bereits in der Adoleszenz beobachten; beispielsweise haben Mädchen ein umfassenderes und genaueres Wissen um ihren Körper als Jungen (KUNITSYNA, 1968; zit. nach KIENER 1973). Dieser geschlechtsspezifische Unterschied bleibt im Erwachsenenalter offensichtlich erhalten (vgl. KURTZ, 1969).

Der frühe Geschlechtsunterschied kann mit der eher eintretenden Reife bei Mädchen, den stärkeren körperlichen (statischen wie zyklusgebundenen) Veränderungen und dem größeren Interesse am eigenen Körperäußeren erklärt werden. Ferner dürften die unterschiedlichen Sozialisationsprozesse bei Jungen und Mädchen geschlechtsspezifische Körperbildnormen hervorrufen (BERGLER, 1974). Eine Vielzahl von Studien belegen die Richtigkeit dieser Annahme:

SECORD & JOURARD (1953) griffen aus der psychoanalytischen Literatur den Begriff der Kathexis (= Besetzung) auf und entwickelten eine aus 55 Items bestehende Skala zur Einschätzung der Körper-Kathexis (body cathexis scale), d. h. zur Beurteilung der Zufriedenheit mit dem Aussehen des Gesamtkörpers wie der einzelnen Körperteile. Diesem Meßkonzept kommt in unserer westlichen Zivilisation insofern hohe Bedeutung zu (vgl. PAULUS & OTTE, 1979), als der Grad der Körperzufriedenheit in hohem Maße korreliert mit dem momentanen wie zukünftigen Verhalten bezüglich Kleidung, Kosmetika, sportlicher Betätigung, den zwischenmenschlichen Kontakten, der sexuellen Aktivität, aber auch in engem Zusammenhang mit medizinisch orientierten Maßnahmen steht wie beispielsweise der Fitness- und Diätprogramme, der Einnahme von Medikamenten bis hin zu chirurgischen Maßnahmen (vgl. Schönheitsoperationen).

In diesem Kontext sei darauf hingewiesen, daß die heutige Medizin im Vergleich zu früher den Menschen im besonderen Maße ermöglicht, über seinen eigenen Körper zu verfügen und ihn sich zu eigen zu machen (vgl. BRÄHLER, 1986).

Studien zur Körper-Kathexis (vgl. JOURARD & SECORD, 1955a; WHITE & WASH, 1965; MRAZEK, 1984), die überwiegend an Studenten durchgeführt wurden, erbrachten immer wieder den Befund, daß Körperzufriedenheit einhergeht mit positivem Selbstkonzept bzw. Selbstwert.

Dieses Ergebnis konnte nicht mit einer Scheinkorrelation aufgrund allgemeiner Beantwortungstendenzen erklärt werden. Darüber hinaus erhöhte sich der interkorrelative Zusammenhang zwischen Selbstkonzept und Körperkonzept, wenn die individuelle Bedeutsamkeit einzelner Körperregionen in die Befragung aufgenommen wurde, die beispielsweise bei Frauen besonders hoch war für Gesicht, Brust, Beine (vgl. ROSEN & ROSS, 1968; MAHONEY, 1974; PAULUS, 1979; nicht bestätigt durch LERNER et al., 1973).

Folgende Kontraste zwischen den Geschlechtern wurden für Erwachsene bei der Körper-Kathexis häufig repliziert:

- Frauen sahen einen noch engeren Zusammenhang zwischen Selbstkonzept und Körperzufriedenheit als Männer (LERNER et al., 1973).
- Frauen waren mit ihrem Körper zufrieden, wenn er tatsächlich klein, leichtgewichtig und der Busenumfang groß war; Männer konnten dagegen ihren Körper dann gut annehmen, wenn sie groß waren und über breite Schultern verfügten (JOURARD & SECORD, 1955b; LUNDY & SCHLAFER, 1955; zit. nach KIENER, 1973).
- Der eigenen Körperzufriedenheit entsprechend fanden die Autoren geschlechtsspezifische Körperideale (in diesem Zusammenhang sollte nicht vergessen werden, daß bei den soeben beschriebenen geschlechtsspezifischen Körpererfahrungen Modetrends durchschlugen, wie sie teilweise vor 30 Jahren gültig waren und die sich heute sicherlich anders gestalten).
- Im Gegensatz zum Mann erlaubte bei einer Frau das Abweichungsmaß (tatsächliches Körpermaß minus Idealmaß) von der Idealvorstellung eine richtigere Vorhersage ihrer Körperzufriedenheit als die tatsächlichen Körpermaße: je geringer beispielsweise die Abweichung von der Idealgröße ausfiel, desto zufriedener waren Frauen mit ihrer Körpergröße.

- Die Streuung der Idealgrößen war bei Frauen geringer als die der Realgrößen oder die der selbst eingeschätzten Größen. Dies galt auch für die anderen Körpermaße wie Gewicht, Taille, Hüfte und Brust.
- Frauen unterschätzten ihre Größe, während Männer sie überschätzten (TRUMPLER, 1953). Dieses Resultat deckt sich mit den soeben erwähnten Erhebungen zu geschlechtsspezifischen Körperidealen, widerspricht allerdings der Studie von SHONTZ (1963), der konstatierte, daß Frauen das Ausmaß ihrer Körperteile fälschlicherweise höher einschätzten, während Männer einzelne Körperteile realistischer wahrnahmen. An dieser Stelle sollte auf die ungleichen Meßmethoden hingewiesen werden, die die unterschiedlichen Befunde erklären können (vgl. McCREA et al., 1982).
- Frauen gaben insgesamt höhere Werte über die Wichtigkeit ihres Körpers und ihre Attraktivität an als die männliche Vergleichsgruppe. Außerdem waren bei Frauen mehr äußere als innere Körperteile signifikante Prädiktoren für das Selbstkonzept (LERNER & BRACKNEY, 1978).
- Frauen zeigten gleichzeitig extremere, aber auch stabilere Einschätzungen bezüglich ihrer Körperzufriedenheit als Männer (JOURARD & SECORD, 1955a; MRAZEK, 1983b, 1984).

Die vorliegenden Ergebnisse können wie folgt interpretiert werden:

Frauen unserer westlichen Industriegesellschaft haben klarere und differenziertere Vorstellungen über ihren Körper als Männer und es existieren für sie recht anspruchsvolle Körperideale, die eine Menge emotionaler Probleme mit sich bringen. Der größeren Differenziertheit von körperbezogenen Einstellungen bei Frauen entspricht auf der Verhaltensebene, daß sie ihrem äußeren Erscheinungsbild viel Aufmerksamkeit widmen und auch widmen können (vgl. die Vielzahl von Angeboten im täglichen Leben der

Frau wie Bekleidungsgeschäfte, Kosmetik- und Schönheitssalons; für den Mann mehren sich die Möglichkeiten im Bereich der Mode, der Körperpflege-Center etc. erst langsam, werden aber auch zunehmend Gegenstand der Werbung). Hohe kognitive und affektive Differenziertheit bei Frauen kann in diesem Sinne auch erhöhtes Problembewußtsein und Sensibilisierung der Wahrnehmung bedeuten (vgl. MRAZEK, 1983). Daraus resultiert, daß nur noch selten uneingeschränkte Zufriedenheit bei Frauen erlebt werden kann, da bei differenzierter Betrachtung des Körpers lediglich sehr wenige Körperteile einer an überzogenen Ansprüchen orientierten Prüfung standhalten.

Interpretiert werden kann die größere Körperbezogenheit bzw. das höhere Problembewußtsein bei Frauen mit dem Wesen der weiblichen Rolle. Gefördert durch den Kult des Frauenkörpers in der westlichen Welt ist der Körper als Mittel sozialer Anerkennung für eine Frau wichtiger als für einen Mann, der andere Möglichkeiten der Durchsetzung und Anerkennung zur Verfügung hat (z. B. den Leistungsbereich). Diese Vermutung wird durch den engeren Zusammenhang zwischen Selbstwert und Körperzufriedenheit bei Frauen gestützt.

Abschließend können wir konstatieren, daß die Grundlagenforschung zeigt, daß mangelnde Zufriedenheit mit einzelnen Aspekten des Körpers weitreichende Folgen für die Zufriedenheit mit dem Körper insgesamt sowie mit dem eigenen Selbstkonzept und Selbstwert hat. Ferner wissen wir, daß Unzufriedenheit mit dem Körper stark abhängig ist von den eigenen Körperidealen, die ihrerseits ständig kulturellen und sozialen Einflüssen unterworfen sind.

2. Klinische Forschung

Neben Reifungs- und Alterungsprozessen stellen Krankheiten gewöhnlich bedeutende Körperveränderungen dar, die die Beziehung des betroffenen Patienten zu seinem Körper empfindlich stören können. Inwieweit eine körperliche Erkrankung körperbezogenes Erleben verändert und welche Folgen sich hieraus für den Kranken ergeben, soll Thema dieses Kapitels sein. Es werden zunächst Studien zur Körpererfahrung nach allgemeinen organischen Erkrankungen referiert, bevor auf Ergebnisse zum Erleben brustkrebserkrankter Frauen nach einer Mastektomie eingegangen wird. Ausgeklammert werden psychiatrische Erkrankungen, bei denen immer wieder starke Störungen der Körperbildgrenzen zu beobachten sind (vgl. FISHER & CLEVELAND, 1968; DARBY, 1970; HILL, 1976; CHAPMAN et al., 1978; GARNER, 1981; FICHTER & KEESER, 1980; STROBER, 1981; JORASCHKY, 1983), weil psychiatrische Syndrome in diesem Kontext keine große Relevanz zu haben scheinen.

2.1 Körpererfahrung nach allgemeinen organischen Erkrankungen bzw. starken Veränderungen der Körperform

SCHWAB & HARMELING wiesen bereits 1968 bei Patienten mit internistischen Erkrankungen sowie auch bei umfangreichen chirurgischen Eingriffen ein Syndrom "körperlich Kranker" nach, das durch Ablehnung des ganzen Körpers - nicht nur des erkrankten Körperbereiches -, hohe Ängstlichkeit und geringes Selbstwertgefühl gekennzeichnet war. Negatives Körpererleben korrelierte nicht mit tatsächlicher Schwere, Dauer und Prognose der Erkrankung. Frauen berichteten über besonders negative Körpererfahrungen. Bei ihnen konnte ein noch engeres Verhältnis von geringem Selbstwert und Körperablehnung gefunden werden. Die dem Körper gegenüber zum

Ausdruck gebrachte ablehnende Haltung sank im Laufe der
Zeit, chronifizierte allerdings in ca. 20 % der Fälle.
Den Ergebnissen dieser Autoren scheinbar widersprechend,
fanden FISHER & CLEVELAND (1968) und FISHER (1978) in
Kontrollgruppenstudien bei Patienten mit umfangreichen
chirurgischen Eingriffen (Kolostomien, Bruch-, Schild-
drüsen- und Ulcusoperationen) keine signifikant stärker
aufgelösten Körperbildgrenzen. Die Autoren interpretier-
ten diesen Befund als Hinweis auf die Stabilität des
erworbenen Körperschemas, welches sich erst langsam ab-
rupten Körperveränderungen anzupassen scheint. Die Forschung zum Bereich der Phantombeschwerden, auf die im
Folgenden eingegangen wird, unterstützt diese Annahme.
Ferner weisen die oben angegebenen Resultate erneut auf
die Forderung von McCREA et al. (1982) hin, den unterschiedlichen methodischen Zugang zum Thema Körpererfahrung
zu berücksichtigen.

Bei einer Amputation von Gliedmaßen, die als besonders
massiver Eingriff in das äußere Körperschema zu bewerten
ist, herrscht in der Literatur Einigkeit darüber, daß
über kürzere bzw. längere Zeit ein Phantomglied entsteht
(vgl. KOLB, 1959; PARKES, 1973; JORASCHKY, 1983). Phantomwahrnehmungen zeichnen sich dadurch aus, daß der Operierte
trotz erfolgter Amputation das Gefühl hat, sein abgetrenn-
tes Körperteil zu spüren und bewegen zu können. Diese
irreale Annahme kann soweit gehen, daß der Patient automatisch Handlungen ausführt, die zum Scheitern verurteilt
sind. PARKES (1973) berichtete, daß sogar 87 % der Patienten in diesem Sinne ihre Amputation oftmals vergessen. Nach
einem Jahr sind es nur noch 35 % der Patienten, von denen
es aber 46 % ausgesprochen schwer fällt, die Realität zu
akzeptieren. Phantomwahrnehmungen sind besonders stark
zu beobachten in Ruhephasen. Am häufigsten vorkommende
Phantomempfindungen sind Parästhesien (Kitzeln, Kribbeln),
sowie unangenehme und schmerzvolle Erfahrungen wie Bren-

nen und Jucken. Richtige Schmerzen kommen selten, bei ca.
3 - 4 % der untersuchten Personen, vor (KOLB, 1959;
SOLOREN, 1962). Phantomempfindungen halten in der Regel
ein bis drei Jahre an, es gibt aber individuell ausgesprochen unterschiedlich verlaufende Veränderungen. In
der Mehrzahl der Fälle findet an dem Phantomglied ein
charakteristischer Rückbildungsprozeß statt (vgl. Teleskop-Phänomen), d. h. es nähert sich dem Stumpf an, wird
kleiner und weniger deutlich. Die Reaktionsformen auf eine
Amputation sind häufig mit Trauerprozessen nach einem
Partnerverlust gleichgesetzt worden, in welchen regelmäßig
Bewältigungsphasen durchlaufen werden wie Verleugnen,
Verbitterung und Zorn, Gram und Depression, um schließlich
in Akzeptanz und "psychische Vernarbung" überzugehen.

Andere Bewältigungsleistungen werden von Patienten gefordert, wenn ihnen Prothesen extern/intern angepaßt bzw.
eingesetzt, oder aber Organe implantiert werden. Als
Beispiele sollen die Herzschrittmacher- und Dialysepatienten herausgegriffen werden.

Patienten mit einem Herzschrittmacher erlebten in den
ersten Anpassungsphasen trotz guter medizinischer Prognose
große Schwierigkeiten, Vertrauen in den implantierten
Schrittmacher zu gewinnen. Sie äußerten meist panische
Angst vor dem Alleinsein und schränkten sich motorisch
ein. Frauen zeigten größere Ängste als Männer, die dazu
neigten - wohl im Sinne einer kontraphobischen Abwehr -
ihre Sicherheit zu überschätzen (vgl. SPEIDEL et al.,
1969). Die Krankheitsbewältigung gelang bei implantierten Herzschrittmachern im Vergleich zu extern plantierten
weitaus besser. Nach JORASCHKY (1983) kann davon ausgegangen werden, daß die emotionale Anpassung bei Patienten
mit implantierten Herzschrittmachern langfristig relativ
unproblematisch ist, nicht zuletzt aufgrund der leichten
Integration des Gerätes in das eigene Körperschema.

Ganz anders sind die Anpassungschwierigkeiten der Hämodialyse-Patienten zu werten (vgl. BALK, 1985). Es wurden massive Veränderungen des Körperschemas berichtet (vgl. ABRAHAM, 1968, 1969; GAUS & KÖHLE, 1981), welche sich äußerten in Verbindung mit Narben, Shunt, fahlgelbem Hautkolorit, der Tatsache, nicht mehr urinieren zu können und der totalen Abhängigkeit von der Maschine. In der Beziehung zur Maschine wurden eine Auflösung von Körpergrenzen, Phänomene des "Phantomurinierens" und Phantasien wie "ich komme mir wie Frankenstein vor, die Dialysatoren saugen mein Blut aus" entwickelt; ebenso traten bei den Patienten Ängste vor dem Ausgeliefertsein auf, die ihrerseits Regressionsprozesse beschleunigten. Die Integration der externen Organprothese erwies sich davon abhängig, ob eine baldige unkomplizierte Verfügbarkeit über ein neues Organ zu erreichen war. Dies aber ist derzeit nicht in jedem Fall möglich.

Zum Abschluß des Kapitels soll kurz auf Arbeiten über Adipositas-Patienten eingegangen werden, weil sie im späteren Kontrollgruppenvergleich der eigenen Studie relevant werden:

Jungendliche wie erwachsene Adipositas-Patienten zeigten eine ständige Überschätzung ihrer Körpermaße, besonders der von Größe und Breite (vgl. GLUCKSMAN & HIRSCH, 1968), selbst dann, wenn sie abgenommen hatten. Es ließ sich eine positive Interkorrelation von tatsächlichem Übergewicht und Fehleinschätzung finden (PEARLSON et al., 1981). BRUCH (1973) konnte bei diesen Patienten erhöhte Körpergrenzstörungen, Feldabhängigkeit, die Unfähigkeit, grundlegende eigene Bedürfnisse von Außenanforderungen adäquat zu unterscheiden und zu beantworten, finden. Übergewichtige konnten zuverlässig diskriminiert werden von Gesunden und von Patienten mit Gaumenspalten (72 % richtige Reklassifizierung): Adipöse waren mehr mit Gesundheitsproblemen beschäftigt und weniger zufrieden mit ihrem Körperäußeren (BRANTLEY & CLIFFORD, 1979). YOUNG & REEVE (1980) gelang sogar eine 100 % richtige Reklassifizierung von Über- und Normalgewichtigen anhand von Meßvariablen der Körperzufriedenheit.

Das folgende Kapitel gibt einen Überblick über den aktuellen Forschungsstand zum Thema "spezielle Körpererfahrung nach einer Mastektomie".

2.2 Körpererfahrung und körperbezogenes Verhalten nach einer Mastektomie

Bei den Arbeiten zur Körpererfahrung nach einer Mastektomie wurden solche ausgeklammert, die sich mit Nachbehandlung, Wiederaufbau der Brust und Rezidiven beschäftigten.

2.2.1 Wahrnehmung der Brust

Meistens findet die erste Konfrontation mit dem veränderten Körperschema im Krankenhaus statt: beim Verbandswechsel oder beim Blick in den Spiegel wird die brustkrebserkrankte Frau erstmals mit der Verstümmelung oder dem Fehlen ihrer Brust konfrontiert. Die Reaktionen der Ptn auf den ersten Anblick ihrer Wunden variierten nach SCHAIN (1976) von Ekel, Angst, Ärger, Schuld bis zu Resignation und leichter Akzeptanz. Nach MUTHNY et al. (1986) hatte es dagegen nur 10 % der retrospektiv befragten Frauen Überwindung gekostet, ihre Narbe erstmals zu berühren. Negativ erlebte Erstkonfrontation mit der Narbe führte gehäuft zum Unterlassen von

- Selbstuntersuchungen
- Sich-Im-Spiegel-Anschauen
- Sich-An-und-Auskleiden im Hellen
- Sich-Nackt-Zeigen vor dem Partner, den Kindern und den Freunden.

Auch der Rückzug von Körperkontakt und Sexualität wurde genannt (QUINT, 1963; MAGUIRE, 1976). Meist war es nicht nur die Narbe, sondern auch die gestörte Symmetrie der Brüste, die eine Ablehnung des Körpers bedingten (LEIS, 1971; zit. nach ASKEN, 1975).

Kutane Sensibilitätsausfälle (Kribbeln, Taubsein, auch Parästhesien genannt) im Brust- und Oberarmbereich traten besonders nach operativ notwendig gewordenen Verschiebungen der Haut zur Deckung der Operationswunde auf (HARELL, 1972; DMOCH & FERVERS-SCHORRE, 1982): Ptn teilten mit, daß sie die Quelle des Reizes nicht lokalisieren konnten, wenn sie an/auf der Haut Empfindungen wahrnahmen und versuchten, über die entsprechende Stelle zu streichen.

Dies leitet über zu dem oftmals erwähnten Phantom-Brust--Syndrom (PBS). CHRISTENSEN et al. (1982) verstanden unter diesem Phänomen Wahrnehmungen, die den Ptn den Eindruck vermittelten, als wären ihre Brüste noch in alter Form/Schwere vorhanden bzw. als würden ihre Brüste/Brustwarzen kribbeln und schmerzen, obwohl diese Körperteile durch eine Amputation verlorengegangen waren. Die Häufigkeit des PBS wird meist unterschätzt; sie lag zwischen 22 % (ACKERLY, 1955) und 54 % (JAMISON et al., 1978). In der Studie von JAMISON et al. erlebten 80 % der Frauen diese Empfindungen als schmerzvoll, aber nur die Hälfte berichtete dem Arzt davon. Bei HERSCHBACH (1985) gaben 43.8 % der Ptn Phantomschmerz an. Phantombeschwerden konnten Einzelereignisse bleiben, aber auch noch bis zu zweieinhalb Jahren nach der Operation beobachtet werden (HENKER, 1982). Sie schienen in keinem Zusammenhang zu stehen mit psychoneurotischen Störungen, den verschiedenen Arten der postoperativen Folgen, einem allgemeinen negativen Körpererleben oder der sexuellen Identität. Dagegen erhöhte sowohl die Radikalität des Operationsverfahrens als auch ein geringeres Alter die Wahrscheinlichkeit von Phantombeschwerden. Vermehrt auftretende Phantombeschwerden förderten den Tranquilizerverbrauch und waren interkorreliert mit höheren Depressionswerten (JAMISON et al., 1978; SILBERFARB, 1977/78).

Mit der Brustkrebserkrankung ging eine vermehrte Selbstbeobachtung und Empfindlichkeit hinsichtlich leichter körperlicher Veränderungen und Beschwerden einher (HEESEN & KOLECKI, 1982). Nach einem halben Jahr postoperativ erwähnten noch 83.3 % der Frauen, sich ständig selbst zu beobachten; nach HERSCHBACH (1985) waren es 77.1 %. Diese Ergebnisse können mit der anhaltenden Angst vor einem Rezidiv erklärt werden (MAGUIRE & CHIR, 1976). SCHAIN (1976) berichtete zu dieser Problematik von einer besonderen Schutzhaltung gegenüber der nicht operierten Brust.

Kleidung hat eine wichtige Bedeutung in der interpersonellen Kommunikation; sie ist Ausdruck der Persönlichkeit und ein Mittel, attraktive Körperregionen zu betonen. Für Mastektomie-Ptn ist das Tragen brustbetonender Kleidung nicht mehr ohne weiteres möglich. Insbesondere bei ausgedehnteren, radikaleren Operationen und präoperativ großen Brüsten hatten Frauen Probleme, das Fehlen bzw. die Vestümmelung einer Brust/beider Brüste unter der Kleidung auszugleichen. BARD & SUTHERLAND (1955) und SCHAIN (1976) betonten deshalb die Wichtigkeit einer äußerlich getragenen Prothese, um wenigstens am Tage den Brustverlust mildern zu können. Die Autoren wiesen jedoch darauf hin, daß das An- und Ausziehen zu einer täglichen Krise werden kann. Erschwert wurde die Anpassung der Prothese durch die starke Veränderung der Narbe in den ersten sechs Wochen. Der Heilungsprozeß zog sich häufig über ein Jahr hin. Zudem waren Gewichtsveränderungen der nicht operierten Brust normal (WINKLER, 1977). Eine gut sitzende Prothese konnte besonders selten bei größeren Abweichungen der verbleibenden Brust von der Normalgröße gefunden werden. Nach DOWNIE (1976; zit. nach SILBERFARB, 1977/78) waren 56 % aller Ptn mit ihrer Prothese unzufrieden, nach HERSCHBACH (1985) 23.2 %.

2.2.2 Leistungsfähigkeit und Gesundheit

SILBERFARB et al. (1980) stellten vier Monate postoperativ folgende körperliche Beeinträchtigungen bei mastektomierten Frauen fest (die Belastung durch eine Chemotherapie wurde nicht berücksichtigt): Es litten

70.0 %   unter einer Schwäche im Arm (die durch Entfernen der Brustmuskeln entstand)
68.0 %   unter einem allgemeinen Verlust an Energie
56.0 %   unter Schmerzen
30.0 %   bis 50 % unter einem Lymphödem des Armes (das sich durch das Ausräumen der Achsellymphknoten bildete).

Nach HERSCHBACH (1985) klagten die befragten Ptn noch 2;2 Jahre nach einer radikalen Mastektomie über die nachstehenden körperlichen Einschränkungen:

81.9 % Schmerzen im Arm
79.3 % Anspannung
73.9 % allgemeine Müdigkeit/Kraftlosigkeit
73.7 % Narbenschmerzen
72.1 % Nervosität
58.0 % Schmerzen an verschiedenen Stellen des Körpers
52.6 % Schlafstörungen
30.6 % Alpträume
28.2 % Magen- und Darmbeschwerden
14.1 % Appetitlosigkeit.

Trotz des längeren Zeitabstandes zur Operation gaben also die Ptn der HERSCHBACH-Studie eher stärkere Körperbeschwerden an als die Ptn der zuerst genannten Studie.

MAGUIRE (1982) beschrieb, daß zwölf bis achtzehn Monate nach der Operation sich nur 12 - 23 % der Frauen über Schmerzen und 15 - 18 % über mäßige bis deutliche Leistungseinschränkungen beschwerten. HEESEN & KOLECKI (1982) fanden im gleichen postoperativen Zeitraum einen noch geringeren Prozentsatz von Frauen, die Leistungseinbußen wahrnahmen, nämlich 6.7 %.

In der oben erwähnten Studie von SILBERFARB et al. (1980) gab ein erheblicher Teil der Frauen an, Hilfen im Haushalt zu benötigen: 44 % beim Saubermachen, 34 % beim Einkaufen, 22 % beim Kochen. Bedenkt man, daß der Verlust der Selbständigkeit im Haushalt bei nicht berufstätigen Frauen zu erheblichen Rollenkonflikten und Selbstwertproblemen führen kann, so wird verständlich, warum manche Ptn Hilfe auch dann ablehnten, wenn die Hausarbeit für sie viel anstrengender als früher war und mehr Zeit in Anspruch nahm als vor der Operation. Nach HERSCHBACH (1985) erwähnten brustkrebserkrankte und mastektomierte Frauen folgende Schwierigkeiten: Es hatten Probleme

91.7 %   beim Tragen und Heben
68.9 %   bei der Hausarbeit (Putzen, Kochen)
67.9 %   beim Wäsche waschen
60.0 %   beim Sport
49.2 %   bei den Hobbies
13.8 %   bei der Körperpflege.

Die an Mamma-Karzinom erkrankten Ptn waren aufgrund der Mastektomie deutlich belasteter in diesem Bereich als die Ptn der Kontrollgruppe (Frauen mit Genital-Karzinom und Gebärmutter-Operation).

In der von SILBERFARB et al. (1980) beschriebenen Stichprobe waren von 24 berufstätigen Frauen nach sechs Monaten postoperativ 13 in ihren Beruf zurückgekehrt, 2 Frauen hatten wegen ihrer Erkrankung gekündigt. Viele Frauen befürchteten, entlassen zu werden, wenn der Arbeitgeber von der Erkrankung erführe. Die Möglichkeit einer vorzeitigen Berentung wurde ambivalent beurteilt: einerseits erleichterte die Aussicht auf Entlastung und finanzielle Versorgung insbesondere die älteren Ptn, andererseits bestand große Angst vor dem Kranken- und Invalidenstatus (PFLEIDERER & EISSENHAUER, 1980). Nach HERSCHBACH (1985) führten von den berufstätigen Ptn als Schwierigkeiten an

42.7 %   die Angst, nicht mehr arbeiten zu können
41.7 %   das Nachlassen der Leistungsfähigkeit
37.4 %   das Unvermögen, wegen der Erkrankung nicht mehr berufstätig sein zu können
36.8 %   den durch die Erkrankung notwendig gewordenen Wechsel des Berufs
14.1 %   die erkrankungsbedingten finanziellen Sorgen
 6.8 %   das Abschätzig-Behandelt-Werden durch die Kollegen.

2.2.3 Erlebte Attraktivität und Sexualität

Die Einschätzung des eigenen Aussehens unabhängig vom Urteil anderer, ist bei brustkrebserkrankten Frauen bis heute kaum befragt worden. Dagegen belegen mehrere Studien, daß die Wichtigkeit der äußeren Erscheinung individuell sehr unterschiedlich angegeben wird: Nach SILBERFARB et al. (1980) machten sich vier Monate nach der Operation noch 40 % der Frauen Sorgen um ihre äußere Erscheinung.

Von den 385 befragten Frauen bei HERSCHBACH (1985) äußerten 2;2 Jahre nach der Brustoperation noch, daß

69.2 % sich körperlich unvollkommen vorkamen
52.8 % Probleme hatten, sich im Spiegel nackt zu sehen (MUTHNY et al. (1986) gaben für den gleichen Zeitraum 33.0 % an)
47.3 % sich nicht mehr als Frau empfanden
36.3 % sich weniger wertvoll fühlten
26.1 % sich als weniger attraktiv einschätzten.

Derselbe Wissenschaftler teilte mit, daß mastektomierte und brustkrebserkrankte Frauen auch in dieser Hinsicht deutlich belasteter waren als Frauen mit Genital-Karzinom.

Nur vereinzelt wurde in Studien darauf hingewiesen, daß die Brust Quelle sexueller Erregung und Befriedigung für eine Frau darstellt und daß Ptn sich mit dem Verlust dieser sexuellen Stimulierungsmöglichkeit abfinden müssen (BARD & SUTHERLAND, 1955; WOODS, 1975). Viel häufiger wurde der Verlust einer Brust im Hinblick auf die Partnerbeziehung diskutiert: Nach FRICK-BRUDER (1980) und HERSCHBACH (1985) ging ein Teil der Frauen (23 - 33 %) selbstverständlich davon aus, für ihren Mann nicht mehr attraktiv zu sein und ihn mit ihrem Anblick sexuell nicht mehr erregen zu können.

Aufschluß über verändertes, auf körperliche Attraktivität und Sexualität bezogenes Verhalten, lieferten FRANK et al. (1978) in ihrer Studie:

Verhalten/Einstellung bzgl. Sexualität	Meßzeitpunkte		
	vor Operation	3 Monate nach Operation	später (keine Zeitangabe)
Umkleiden vor Partner	70 %	35 %	53 %
völliges Nacktsein während sexueller Aktivität	76 %	39 %	45 %
Stimulation durch Brustspiel	94 %	70 %	72 %
Brust als wichtiger Teil sexueller Attraktivität	70 %	10 %	44 %

Tab. 4: Prozentwertangaben zu verschiedenen Bereichen sexueller Aktivität in unterschiedlichen Zeitabständen bei 60 mastektomierten, an Mamma-Karzinom erkrankten Patientinnen nach FRANK et al. (1978)

Aus der Tabelle wird deutlich, daß - je nach erfragtem Bereich - der überwiegende Teil der Ptn nach der Operation zu einem ähnlichen Verhalten zurückkehrte, wie es präoperativ gezeigt wurde, während 17 - 31 % der Frauen ihr Verhalten und ihre sexuellen Erlebensmöglichkeiten dauerhaft einschränkten. Der Anteil der Frauen mit Orgasmusschwierigkeiten schwankte zwischen 19 % (MUTHNY et al., 1986), 23 % (JAMISON et al., 1978), 35 % (FRANK et al., 1978) und 41.4 % (HERSCHBACH, 1985). Die völlige sexuelle Abstinenz wird sechs Monate postoperativ bei FRANK et al. mit 30 % angegeben, bei MAGUIRE (1982) nach einem Jahr mit 10 %. In der Studie von HEESEN & KOLECKI

(1982) reagierten 18 % der Frauen mit totalem sexuellen Rückzug. FRANK et al. berichteten, daß ein Drittel der Ptn ihren Ehemännern nach sechs Monaten die Narbe noch nicht gezeigt hatten und 12 % auch noch nicht nach acht Jahren. Die Hälfte der Ptn zog sich nach acht Jahren noch nicht vor dem Partner nackt aus. MUTHNY et al. (1986) und HERSCHBACH (1985) konstatierten, daß zwischen 40.0 - 46.9 % der Frauen Probleme hatten, sich ihren Partnern nackt zu zeigen.

Zu dieser Fragestellung existieren zwei Kontrollgruppenstudien, in denen Frauen mit Probeextirpation und gutartigem Befund verglichen wurden mit an Mamma-Karzinom erkrankten Frauen (MORRIS et al., 1977; MAGUIRE et al., 1978). Nach zwei Jahren erhielten MORRIS et al. kaum Unterschiede zwischen der klinischen Gruppe und der Kontrollgruppe. Der Prozentsatz der Frauen mit sexuellen Problemen betrug 32 % versus 27 %. MAGUIRE et al. fanden nach einem Jahr eine ähnlich hohe Belastung der klinischen Gruppe (32 %), konnten aber für die Kontrollgruppe nur eine geringe Belastung von 8 % ausmachen.

Direkt zur Beziehung gefragt, gaben die Ptn in der Studie von MUTHNY et al. (1986) zweieinhalb Jahre nach der Operation an, sehr zufrieden mit ihre Partnerbeziehung zu sein (Arithmetisches Mittel (im Folgenden AM genannt) = 5.40, Standardabweichung (im Folgenden SD genannt) = 1.7, auf einer 7stufigen Skala). Allerdings korrelierten Depressions- und Angstwerte negativ mit der sozialen und emotionalen Unterstützung durch die Familie. Bei MAGUIRE et al. (1978) und bei MUTHNY et al. (1986) erwähnten 18 - 19 % der Ptn, es wäre sogar zu einer Verbesserung der Partnerschaft seit der Operation gekommen. Mit einer Beziehungsverschlechterung mußte in ca. 8 % (MAGUIRE et al., 1986) bzw. in 15.0 - 16.8 % der Fälle (MUTHNY et al., 1986; HERSCHBACH, 1985) gerech-

net werden. HERSCHBACH betonte in diesem Kontext, daß
Ptn mit Genital-Karzinom über massivere Verschlechterungen ihrer Partnerbeziehungen klagten.

Aus der Sicht der betroffenen Ehemänner kann nach
WELLISCH et al. (1978) ca. zwei Jahre nach der Operation
davon ausgegangen werden, daß 21 % der Männer ihre Frauen
noch nicht nackt gesehen hatten, bei 25 % die Zufriedenheit mit der sexuellen Beziehung gesunken, bei 7 % angestiegen war. Nur 16 % der Männer nahmen vermehrte
Orgasmusschwierigkeiten bei ihren Frauen an; dieses
Ergebnis kann im Vergleich zu der Befragung der Frauen
wahrscheinlich als viel zu niedrig eingestuft werden.

Bisher gibt es keine Untersuchungen zum Bereich Attraktivität und Sexualität bei _alleinstehenden_ Frauen, deren
Anteil nach ROSSER (1981) in den vorhandenen Studien
17 - 35 % betrug.

Wenn Körperkontakt in der Zweierbeziehung problematisch
wurde, ist davon auszugehen, daß auch andere soziale
Bereiche (Umarmungen, Spiel mit Kindern etc.) gemieden
wurden (BARD & SUTHERLAND, 1955; DMOCH & FERVERS-SCHORRE,
1982). Zu diesem Fragenkomplex antworteten Frauen in
der Untersuchung von HERSCHBACH (1985), daß

- 63.2 % sich Sorgen machten, sich nicht mehr genügend um die Familie kümmern zu können
- 60.2 % Angst hatten, ihre Kinder könnten Krebs bekommen
- 19.0 % klagten, daß zu wenig Rücksicht in der Familie genommen wurde.

Wie die Befunde der zuvor beschriebenen Kontrollgruppenstudien bereits verdeutlichen, spielte der Befragungszeitraum eine zentrale Rolle. Zum Abschluß dieses Überblicks über den derzeitigen Forschungsstand zum Thema

Körpererfahrung brustkrebserkrankter und mastektomierter Frauen soll deshalb auf Untersuchungen eingegangen werden, die mögliche Determinanten von Körpererfahrung wie zeitlicher Abstand zur Operation, Alter und Menopause der Frauen, Familienstand, präoperative Brustgröße und Art des Operationsverfahrens Rechnung tragen.

2.2.4 Determinanten des Körpererlebens

Der zeitliche Abstand zur Mastektomie ist von entscheidender Bedeutung für die Verarbeitung des Brustverlustes (SEIDEL, 1982). Ist der Schock der Erstkonfrontation mit der Narbe (vgl. SCHAIN, 1976), die meist noch während des stationären Aufenthaltes erfolgt, überwunden, so wird als weiterer kritischer Zeitpunkt der der Entlassung gewertet (FRICK-BRUDER, 1978; QUINT, 1968; SCHAIN, 1976; SCHON, 1968). Dem widersprachen JAMISON et al. (1978), in deren Arbeit sich Frauen bei ihrer Entlassung aus dem Krankenhaus als vergleichsweise wenig belastet erlebten.

MORRIS (1982) und POLIVY (1977) versicherten übereinstimmend, daß mit größter psychischer Belastung und negativstem Körpererleben vier bis sechs Monate nach dem Feststellen der Diagnose zu rechnen ist. Bei MORRIS et al. (1977) fühlte sich ein Viertel der Ptn noch nach zwei Jahren stark belastet. Interessant erscheint das Resultat der Studie von SEIDEL (1982): Die Frauen hatten zwei Jahre nach der Mastektomie zwar weniger psychische und körperliche Beschwerden im Vergleich zu denjenigen, deren Operation kürzere Zeit zurücklag, dafür waren erstere aber mehr verunsichert in ihrer Geschlechtsrolle und konnten sich weniger gut mit dem Verlust der Brust abfinden. Je länger die Operation zurücklag, um so negativere Angaben zum Körpererleben und zum Selbstwert wurden gemacht. SEIDEL erklärte dieses Ergebnis damit,

daß die Sicherung des Selbstwertes im Verlauf der ersten
Jahre im Zentrum der Aktivität der betroffenen Frauen
stehe, und daß erst nach ca. zwei Jahren verleugnende
Bewältigungsstrategien fallengelassen und dafür Selbstwertkonflikte zugegeben und bearbeitet werden könnten.
Mit BARD & SUTHERLAND (1955) kann allerdings davon ausgegangen werden, daß trotz positiver Bewältigung und
Akzeptanz des Brustverlustes im Laufe der Zeit eine tiefe
psychologische Wunde in dem Bewußtsein, "nie wieder so
sein zu können wie man vorher war", vorhanden bleibt.

Zum Einfluß der Variablen Alter und Menopause auf das
Erleben des Brustverlustes gibt es sehr konträre Auffassungen und empirische Ergebnisse:

Verschiedene Autoren konnten bestätigen, daß eine Brustamputation für Frauen ab mittlerem Alter eine größere
Belastung darstellt als für jüngere Ptn (BARD & SUTHERLAND, 1955; SCHON, 1968; SCHAIN, 1976; SILBERFARB, 1977/78;
GOIN & GOIN, 1981; HAUPERT, 1982; SCHMIDT, 1984). Frauen
mittleren Alters trifft diese bedeutsame Körperverstümmelung zu einem Zeitpunkt, an dem sie sich wegen ihres
fortgeschrittenen Alters ohnehin über ihre physische
Attraktivität und über ihren gesundheitlichen Zustand
Sorgen machen und verstärkt unter Insuffizienzgefühlen
leiden. Insgesamt gewinnt das Erleben des Körpers in
diesem Lebensabschnitt - so könnte man folgern - wieder
an Aufmerksamkeit. Die spezifische Bedeutung der Brüste,
als Zeichen von Weiblichkeit und Mütterlichkeit, ist nach
Meinung von BARD & SUTHERLAND (1955) und SCHON (1968) in
ein lebenslanges Konzept von "Frausein" integriert, das
nicht plötzlich mit der Menopause zu existieren aufhört.

Im Widerspruch dazu stellten mehrere Autoren fest, daß
jüngere Frauen vom Verlust ihrer Brust mehr betroffen
sind (RENNEKER & CUTLER, 1952; MAGUIRE & CHIR, 1976;

POLIVY, 1977; JAMISON et al., 1978; DEROGATIS, 1980; BUDDEBERG, 1985); der Gedanke an ihre verlorene Brust ist für diese Gruppe scheinbar wesentlich belastender und verunsichernder als für ältere Frauen, die zum größten Teil bereits durch eine langjährige Ehe und die Geburt von Kindern aus der Sicht unserer Gesellschaft wichtige "Meilensteine ihres Lebens" gesetzt haben.

Als mögliche Erklärung für die gegensätzlichen Ergebnisse in Bezug auf die Einflußvariable "Alter" könnte man die Untersuchung von GOIN & GOIN (1981) heranziehen. Sie konstatierten, daß ältere Ptn durch die Mastektomie besonders emotional belastet waren, sich aber schämten, über ihre Sorgen zu sprechen und statt dessen häufig mit Pseudoakzeptanz, Verleugnung, Verdrängung, Scham und Depression reagierten. WOODS (1975) betonte, daß der Verlust der Brust grundsätzlich für eine Frau jeden Alters eine Belastung darstellt, junge Ptn aber den Vorteil der größeren Widerstandskraft und der besseren allgemeinen Gesundheit haben.

Bemerkenswert erscheint der Einfluß der Variablen Familienstand auf die Verarbeitung einer Mastektomie.

SEIDEL (1982) konnte nachweisen, daß Zusammenhänge zwischen Familienstand und der Verunsicherung in der weiblichen Geschlechtsrolle, der Verarbeitung des Brustverlustes und der Selbstbewertung bestehen. Verheiratete Frauen zeigten nach einer Mastektomie in diesen Bereichen deutlich bessere Werte. SEIDEL schrieb dies nicht nur der unterstützenden Wirkung des Ehemannes und der Familie zu, sondern auch dem Einfluß der sozialen Rolle in unserer Kultur: die männliche Geschlechtsrolle ist im wesentlichen immer noch an einem Beruf, die weibliche jedoch an der Familie orientiert. Die unverheiratete Frau wird insofern nicht nur durch ihre fehlende Brust in ihrer Rolle als Frau verunsichert, sondern die Auswirkungen der Mastektomie treffen bei ihr schon auf eine vorhandene Statusunsicherheit.

Dem widersprechend konnten MORRIS et al. (1977) untermauern, daß sich Frauen, die nicht verheiratet waren bzw. nicht in einer Partnerschaft lebten, besser an die veränderte Situation anpassen konnten. Hierzu muß allerdings kritisch angemerkt werden, daß auf die Frage des Partnerwunsches der alleinstehenden Ptn kein Bezug genommen wurde. Zudem blieb die Frage nach der Qualität der Partnerschaften der verheirateten Frauen unberücksichtigt.

Die **präoperative Brustgröße** stellt eine weitere Determinante bei der Bewältigung einer Mastektomie dar. WOODS (1975) wies darauf hin, daß während der Pubertät eine von der Norm abweichende Brustgröße oftmals angstauslösend ist. Frauen, die ihre Brüste entweder als zu klein oder als zu groß bewerten, werden wahrscheinlich besonders sensibel auf das Aussehen ihrer Brust und ihres Körpers im ganzen reagieren (auf die überzogenen, meist unerreichbaren weiblichen Körperideale in unserer Gesellschaft wurde bereits auf S. 54 hingewiesen). Mit WOODS (1975) und SILBERFARB (1977/78) ist anzunehmen, daß die Zufriedenheit mit dem Aussehen der Brust und dem ganzen Körper vor der Operation entscheidende Variablen für das postoperative Erleben einer Mastektomie sind, und zwar in dem Sinne, daß zuvor zufriedene Ptn nach der Operation mehr Probleme haben dürften, als Frauen, die vor dem Eingriff bereits unzufrieden mit ihrem körperlichen Aussehen waren.

Wie bereits dargestellt wurde (vgl. S. 34) gibt es eine Reihe **verschiedener Mastektomie-Methoden**. Nur in wenigen Untersuchungen ist bisher der Frage nachgegangen worden,

welche psychologischen Auswirkungen die jeweiligen
Operationsmethoden auf die Ptn hatten.

KOHN (1982) verglich die psychischen, sozialen und
sexuellen Einstellungen von Lumpektomie-Ptn mit Mastektomie-Ptn. Sechs Monate als auch vierzehn Monate nach
der Operation gaben die Lumpektomie-Ptn im Vergleich zu
mastektomierten Ptn einen geringeren Verlust an Weiblichkeit und Attraktivität, sowie ein höheres sexuelles
Interesse ihres Partners an. Es ist allerdings nicht
auszuschließen, daß dieses Ergebnis nur die bessere
Aufklärung und intensivere Auseinandersetzung mit
einem selteneren, medizinisch relativ umstrittenen
Verfahren widerspiegelt.

In die gleiche Richtung weisen Ergebnisse der Untersuchung von SANGER & REZNIKOFF (1981). Ptn mit einer
modifizierten radikalen Mastektomie nach PATEY und Ptn
mit einer Lumpektomie zeigten die gleiche Angst um ihren
Körper und die gleichen psychischen Auswirkungen. Diese
Folgen scheinen deshalb mehr das Ergebnis der Brustkrebserkrankung als durch die Behandlungsmethode hervorgerufen
zu sein. Das Operationsverfahren hat hingegen vermutlich
einen Einfluß auf die Körperzufriedenheit: Frauen mit
einer modifiziert radikalen Mastektomie waren im Vergleich zu früher und im Vergleich zu der Gruppe der
Lumpektomie-Ptn nicht nur mit ihren Brüsten wesentlich
unzufriedener, sondern auch mit ihrem gesamten Körper,
mit ihrer Gesundheit, mit ihrem Gewicht und ihrem Schlaf.
Ferner bemerkten die Autoren, daß Frauen nach einer radikaleren Operation ihre Zufriedenheit mit dem Körper
rückblickend höher einschätzten als Frauen mit weniger
radikalem Eingriff. Die Wissenschaftler deuteten dies
als Zeichen einer nachträglichen Idealisierung des nunmehr verstümmelten Körpers.

In einer weit größer angelegten Studie untersuchten
WINICK & ROBBINS (1977) im Rahmen eines Post-Mastektomie-Rehabilitations-Gruppenprogramms physiologische
und psychologische Folgen einer Mastektomie an 863
Frauen. Dabei differenzierten sie vier verschiedene
Formen der Mastektomie-Methode:

a) Einfache Mastektomie = Wegnahme der Brust
b) Modifizierte radikale Mastektomie nach PATEY
   (durchgeführt bei 20 % der Ptn)
c) Radikale Mastektomie nach HALSTEDT-MEYER-ROTTER
   (durchgeführt bei 71 % der Ptn)
d) Ultra-radikale Mastektomie.

Ein Unterschied zwischen diesen Operationsmethoden
konnte nur bei der schwersten und ausgedehntesten
Operation (d) im Vergleich zur radikalen Mastektomie (c)
festgestellt werden, und zwar in dem Sinne, daß Ptn mit
dem ultra-radikalen Operationsverfahren die größeren
Streßreaktionen zeigten.

Aus diesen Untersuchungen läßt sich subsumierend ableiten, daß ein ausgedehnterer Eingriff an der Brust
negativere Auswirkungen auf das gesamte Körperbild
und auf die Einstellung zum Körper haben kann, als
weniger radikale Maßnahmen.

2.2.5 Kritische Bewertung der gesichteten klinischen Forschungsstudien

Mit MEYEROWITZ (1980) kann der Überblick über den
gegenwärtigen Stand der Forschung zum Thema Körpererfahrung nach einer Mastektomie wie folgt kritisch
zusammengefaßt werden:

- ein großer Teil der Veröffentlichungen liefert nur
  anekdotenhaftes Material, das jedoch häufig aussage-
  kräftiger ist als unpräzise Häufigkeitsangaben für
  ungenau formulierte Frage-Kategorien statistischer
  Arbeiten
- die Stichproben sind z. T. sehr klein und lassen
  Verallgemeinerungen schwer zu
- Angaben zur Kennzeichnung der Stichproben fehlen
  oftmals (z. B. der zeitliche Abstand zur Operation,
  die Art der Operationsmethode, der Krebsbefund,
  die Altersverteilung, etc.)
- die Meßinstrumente werden häufig nicht genannt
- statistische Daten werden nur unvollständig mitgeteilt
- es mangelt an einem theoretischen Hintergrund:
  die wissenschaftliche oder gar wissenschafts-
  theoretische Basis, auf der die Daten zu interpretieren sind, wird nicht expliziert; es fehlen
  teilweise die Versuche einer Einordnung in größere
  Theorien
- die Autoren beziehen sich gar nicht oder nur eingeschränkt auf andere Studien, wobei die wechsel-
  seitige Bezugnahme erschwert wird durch die mangel-
  hafte interdisziplinäre Zusammenarbeit von
  Chirurgie/Psychologie/Psychiatrie/Gynäkologie,
  die Fülle von Publikationen zum Thema Krebs und
  die verschiedentlich unpräzise Betitelung der
  Veröffentlichungen
- die Probleme der Ptn werden zu stark von außen
  definiert; das subjektive Erleben wird nur wenig
  berücksichtigt
- es finden sich kaum Aussagen darüber, ob und in
  welchem Umfang die Ptn über ihre Diagnose aufgeklärt
  waren.

F. THEORETISCHES KONZEPT, SPEZIFISCHE FRAGESTEL-
   LUNGEN UND HYPOTHESEN DER VORLIEGENDEN STUDIE

Die allgemeine Fragestellung der Studie ist durch die
vorangegangenen Kapitel zum einen theoretisch durch
die Diskussion wichtiger Konzepte, zum anderen inhalt-
lich durch den Überblick über die derzeitige klinische
Forschung zum Thema Körpererfahrung beleuchtet worden.
In diesem Abschnitt sollen beide Schwerpunkte in ein
theoretisches Konzept zur Erfassung von Körpererfahrung
nach einer Mastektomie einbezogen werden.

1. Ableitungen aus der Selbsttheorie nach EPSTEIN

Nach EPSTEIN (1973) muß eine objektive Körperveränderung,
wie sie beispielsweise durch eine Brustoperation hervorgerufen wird, kognitiv in dem individuellen Konzeptsystem der Ptn erfaßt werden. Das Körper-Selbst, das
Innere Selbst und das Moralische Selbst haben die Auf-
gabe, die einlaufenden, nunmehr veränderten Umweltreize
zu integrieren und gleichzeitig die Störungen der Lust-
-Unlust-Balance und der Selbstwerteinschätzung gering
zu halten. Die Verarbeitung von Veränderungen steht
somit im Spannungsfeld zweier unter Umständen sich
widersprechender Grundbedürfnisse: der Aufrechterhaltung
des funktionierenden, d. h. realitätsangepaßten Selbst-
konzept-Systems und der Erhöhung des Selbstwertes.

Neue Erfahrungen, die mit den bisher gebildeten Konzepten
nicht erfaßt werden können, sind bedrohlich und angstauslösend und stellen die globale Selbstwerteinschätzung
in Frage. Um einen Zusammenbruch der kognitiven Struktur
zu vermeiden, wird die Verarbeitung des unbekannten Reizes innerhalb des bestehenden Konzeptes notwendig.

Man unterscheidet hierbei eine wachstumsorientierte und eine konservierende Bewältigung.

Bei der <u>wachstumsorientierten</u> Bewältigung kann die neue Information durch eine Erweiterung oder Veränderung von Selbstkonzepten integriert werden. Dabei kann es auch sehr wohl zu einer vorübergehenden Angststeigerung und einer Selbstwertminderung kommen; es handelt sich aber in jedem Fall im Sinne eines realistischeren Gesamtsystems um einen Wachstumsprozeß. Aufgrund von Vernarbung bzw. Amputation kann eine Patientin z. B. bei der Berührung durch ihren Partner in diesem körperlichen Bereich keine Zärtlichkeit spüren. Sie integriert diese neue Erfahrung, indem sie einen Verlust eines wichtigen Teils ihrer Sexualität wahrnimmt und sich vielleicht nicht mehr als vollwertige Frau erlebt.

Unter <u>konservierender</u> Bewältigung werden solche Strategien verstanden, die das Selbstkonzept mit seinen Emotionen und seinem Selbstwert-Status weitgehend erhalten, dafür aber auf Kosten einer realistischen Anpassung des gesamten Konzeptsystems gehen. Konservierende Maßnahmen können direkt bei der Handhabung des Umweltreizes ansetzen, aber auch bei seiner Wahrnehmung bzw. Bewertung; beispielsweise kann eine Patientin ihren Lebensraum einschränken und unterbinden, daß ihr Partner die Brust berührt. Damit verhindert sie zu ihrem fraulichen Selbstkonzept diskrepante Erfahrungen (= Vermeidungsverhalten) und braucht Selbstkonzepte nicht zu verändern. Sie kann eine veränderte Körperwahrnehmung leugnen, verdrängen, aber auch umdeuten im Sinne von Rationalisierung, indem sie die abweichenden und negativen Erfahrungen zuläßt, sich aber sagt, daß diese für sie unwichtig seien. Bei den konservierenden Bewältigungsstrategien stimmt die kognitive Repräsentanz der Umwelt nicht mehr mit der Wirklichkeit überein, wird aber subjektiv als kongruent mit ihr erlebt, so daß die Patientin kein Störungsbewußtsein hat und die Struktur ihres Selbstkonzeptes erhalten bleibt. Die Auswirkungen auf den Selbstwert sind gering. Diese Verarbeitung ist sinnvoll für dasjenige Individuum, bei dem eine realistische Wahrnehmung und Verarbeitung von Erfahrungen das Konzeptsystem zu einem bestimmten Zeitpunkt überfordern würde und ein Zusammenbruch die Folge wäre (z. B. psychotische Reaktionen). Auf Dauer würde allerdings der konservierende Bewältigungsstil zu einem Verlust der emotionalen Spontaneität und zu einer völligen Unbrauchbarkeit des Konzeptsystems für die Vorhersage und Kontrolle von Umweltereignissen führen. Deshalb ist eine schrittweise vollzogene Integration von neuen Umweltreizen notwendig und auch die Regel, bei der immer handhabbare Teile von Erfahrungen zugelassen werden, um so ein erträgliches Maß an Angst und Selbstverunsicherung auszulösen, ohne die Funktionstüchtigkeit des Gesamtsystems zu gefährden.

Nachstehend sollen diejenigen Bereiche im körperbezogenen Konzeptsystem mastektomierter Frauen, in denen durch Verstümmelung bzw. Verlust der Brust Veränderungen notwendig werden, aufgezeigt werden:

a) das Körper-Selbst betreffend
   - die neuen Körpergrenzen fixieren
   - die räumlich-geometrischen Vorstellungen des eigenen Körpers ändern
   - die Doppelempfindungen durch Hautverschiebung integrieren
   - die Wundschmerzen im Brustbereich verarbeiten
   - mit der Änderung von Sinneseindrücken durch das teilweise Fehlen der Brustwarze, den Narben und der veränderten Gewebezusammensetzung fertig werden
   - eventuell die Bewegungs-, Leistungsfähigkeit des Körpers neu bestimmen.

b) das Innere Selbst betreffend
   - Gesundheit
   - Vertrautheit mit dem Körper
   - Akzeptanz des Körpers
   - Angst vor Ekel und Ablehnung vor sich selbst und von außen
   - Lebensgenuß
   - Leistungsfähigkeit bzgl. Hausfrauen-/Berufsrolle
   - Umgang mit dem Körper

c) das Moralische Selbst betreffend
   - Aussehen
   - Attraktivität
   - Selbstakzeptanz
   - Vollwertigkeit als Frau

Die hier aufgelisteten Problembereiche von Körpererfahrungen dienten als Raster für die Entwicklung eines eigenen Fragebogens (vgl. Anhang, S. 206). Dabei bezieht die Auflistung der Bereiche nur einen kleinen Ausschnitt der Gesamtveränderung mit ein, die von einer Mastektomie--Patientin bewältigt werden muß; andere Veränderungen betreffen wahrgenommene Folgen der Karzinomerkrankung (vgl. Lebensbedrohung, Auswirkungen auf familiäres Umfeld, Beruf, Zukunft und Selbstbild), die in dieser Studie ebenfalls, wenn auch nicht als zentrale Fragestellung, betrachtet werden sollen.

In dem in dieser Arbeit entwickelten Meßinstrument wurden körperbezogene Selbstkonzepte der Ptn über deren _emotionale_ Einschätzungen, z. B. über das Ausmaß der Zufriedenheit, versucht zu erfassen. Diese methodische Ableitung geht auf den Ansatz kognitiver Emotionstheorien zurück, auf die an dieser Stelle kurz eingegangen werden soll.

EPSTEIN ging mit JAMES (1890), SCHACHTER & SINGER (1962)
und VALINS (1966) (zit. nach HARVEY & SMITH, 1977) sowie
LAZARUS (1973) davon aus, daß ein Gefühl nur über eine
spezifische, kognitive Wahrnehmung möglich wird. Erst
die spezifische Interpretation und Bedeutung eines
Ereignisses für eigene Ziele und den eigenen Selbstwert lassen die spezifischen emotionalen Reaktionen
auf dieses zu, wie z. B. Angst, Ärger, Trauer und Freude
etc. Nach EPSTEIN kann umgekehrt über das erlebte und
mitgeteilte Gefühl ein Zugang zu dem jeweiligen Selbstkonzept eines Individuums gewonnen und aus der Stärke
der emotionalen Reaktion die Wichtigkeit des involvierten Konzeptes erschlossen werden. Positive Gefühle weisen
darauf hin, daß Aufgaben des Selbstkonzeptes erleichtert
und gefördert, negative Gefühle dagegen, daß diese erschwert bzw. bedroht werden. Hervorzuheben ist die Tatsache, daß schon die <u>Erwartung</u> einer Erleichterung bzw.
Bedrohung einer Funktion des Selbstkonzeptes bereits
für eine emotionale Reaktion ausreicht.

Bei Mastektomie-Ptn sind - ausgehend von den oben beschriebenen Veränderungen im Selbstkonzeptsystem - eine
Fülle emotionaler Reaktionen zu erwarten. Da das Selbst-
konzept-System - laut EPSTEIN - keinem Individuum in
allen Teilen bewußt ist und viele Frauen besonders unter
dem massiven Streß der Brustoperation keinen bewußten
Zugang zu ihren Körpererfahrungen, noch zu den entsprechen-
den Konzepten haben werden, ist es hilfreich, die Bedeutsamkeit von Selbstkonzepten in Teilen der leicht bewußt-
seinsfähigen emotionalen Reaktionen zu erschließen.
In dieser Studie wurde deshalb versucht, das Ausmaß von
Beeinträchtigungen über die emotionale Beteiligung der
Ptn zu erfassen. Hierfür spricht auch, daß Emotionen
phänomenologisch näher am Erleben der Ptn sind als die
involvierten kognitiven Strukturen; sie sind allgemein
verständlich und gebräuchlich. Des weiteren stellen sie

eine wichtige Motivationsquelle für eine Veränderung
der Ptn dar (vgl. Leidensdruck) und haben somit Relevanz
für eine mögliche psychosoziale Betreuung von Ptn.

2. Spezifische Fragestellungen

Ziel dieser Studie war es, brustkrebserkrankte Frauen
im ersten Jahr nach einer Mastektomie zu den unten
aufgeführten Bereichen zu befragen:

- Erlebte Auswirkungen einer speziellen Operationstechnik
  (Zufriedenheit mit dem Operationsergebnis, Vor-/Nach-
  teile der erhaltenen Operationsmethode). Hierbei wurde
  die brusterhaltende bilaterale eingeschränkte sub-
  kutane Mastektomie mit Eigenaufbau nach BELLER ver-
  glichen mit der modifizierten radikalen Operation
  nach PATEY;
- Erleben der Erstkonfrontation mit der Narbe
  (durch die Patientin selbst, Partner, Kinder);
- Erlebte körperbezogene Veränderungen nach einer
  Mastektomie (Aussehen des Körpers, der Brüste;
  Attraktivität, Selbstakzeptanz, Lebensgenuß,
  Gesundheit (sog. Prä-Post-Messungen));
- Vertrautheit mit dem Körper zum Zeitpunkt der
  Befragung;
- Verhaltensänderung seit der Operation im Bereich der
  Prothesenversorgung, der Ernährung, der Kleidung,
  des Sportes, der Körperpflege;
- Erlebte Auswirkungen der Erkrankung auf die Partner-
  schaft, die Sexualität, die Familie, den Arbeits-
  bereich, den Bekanntenkreis, die Lebensziele, die
  eigene Persönlichkeitsbildung;
- Häufigkeit körperlicher und psychischer Beschwerden
  sowie die Art des Umgangs mit ihnen;
- Erlebter Grad der Belastung durch eine Mastektomie
  und die Karzinom-Diagnose.

Einen Schwerpunkt der Untersuchung bildete die Analyse wichtiger Determinanten von Körpererfahrung (vgl. Alter, Schulbildung, Beruf, Partnerbeziehung, Kinder, Schwangerschaft und Stillen, Körpergewicht, präoperative Brustgröße, Mastektomie-Methode, Krebsbefund, Chemotherapie, zeitlicher Abstand zur Operation). Darüber hinaus sollten die Ergebnisse der Studie verglichen werden mit sog. Kontrollgruppen (übergewichtige internistische Ptn, Studentinnen), um Referenzpunkte für die Interpretation klinischer Befunde zu ermöglichen.

Die folgenden Hypothesen konnten mit Hilfe der vorhandenen Ergebnisse der empirischen Forschung gebildet werden:

3. <u>Hypothesen</u>

Hypothese 1: Eine Mastektomie verschlechtert das Körpererleben betroffener Ptn.

Hypothese 2: Das modifizierte radikale Operationsverfahren nach PATEY verschlechtert das Körpererleben der Ptn stärker als die brusterhaltende Mastektomie-Methode nach BELLER.

Hypothese 3: Ptn mit Zytostase-Behandlung zeigen stärkere Beeinträchtigungen des Körpererlebens als Ptn ohne eine Chemotherapie.

Hypothese 4: Die Operationstechnik und die präoperative Brustgröße beeinflussen in gegenseitiger Wechselwirkung das Körpererleben nach einer Mastektomie.

Es wird vermutet, daß Frauen mit präoperativ großen Brüsten und brusterhaltender Operation nach BELLER ihrem Körperideal näherkommen, insofern die Mastektomie einer kosmetischen Brustverkleinerung gleichkommt und daher weit weniger beeinträchtigt als es bei Frauen mit präoperativ kleinen Brüsten der Fall ist, die durch die Reduktionsmastektomie noch stärker von ihrem Körperideal abweichen. Umgekehrt kann bei dem modifizierten radikalen Vorgehen davon ausgegangen werden, daß Frauen mit kleinen Brüsten und einseitiger Mamma--Ablation zufriedener nach dem Eingriff sein werden, als Frauen mit präoperativ großen Brüsten, welche sich nach der Operation durch verstärkte körperliche Asymmetrie noch weiter von gesellschaftlich tradierten Körperidealen entfernen.

Für die anderen Determinanten von Körpererfahrung (vgl. S. 67) konnten aufgrund widersprüchlicher oder fehlender Forschungsresultate keine speziellen Annahmen formuliert werden.

Hypothese 5: Mastektomierte brustkrebserkrankte Ptn weisen ein negativeres Körpererleben auf als internistische, übergewichtige Ptn, die keine, das Körperschema stark verändernde, Brustoperation erfahren mußten und unterscheiden sich darüber hinaus durch negativere Körpererfahrung von jungen und gesunden Frauen.

G. EMPIRISCHE UNTERSUCHUNG

1. Stichproben

1.1 Selektionskriterien

Positive Kriterien für die Selektion der klinischen Gruppe waren:

- Ersterkrankung an einem Mamma-Karzinom
- Mastektomie nach BELLER bzw. PATEY
- Zeitlicher Abstand der Befragung von der Operation bis maximal elf Monate (Die Befragung sollte noch im ersten Jahr postoperativ stattfinden)
- Alter bis 70 Jahre.

Ptn wurden ausgeschlossen, wenn sie

- Schwierigkeiten beim Verständnis der Befragung hatten
- eine zu hohe psychische Belastung durch die Fragen erlebten.

1.2 Gewinnung der klinischen Stichprobe

Nach den beschriebenen Selektionskriterien konnten 64 Ptn (38 Ptn mit Mastektomie nach BELLER und 26 Ptn mit Operation nach PATEY) gewonnen werden. Die Ptn wurden entweder anläßlich der Tumornachsorge in der onkologischen Sprechstunde oder noch vor einer zytostatischen Behandlung während des stationären Aufenthaltes an der Universitäts-Frauenklinik Münster befragt. Außerdem konnten Frauen für die Studie gewonnen werden, die sich vor einer ambulanten Strahlenbehandlung im

Institut für Klinische Radiologie der Universitätsklinik Münster aufhielten.*) Die Ptn wurden im Zeitraum Juni 1983 - Dezember 1984 befragt. Nach den negativen Kriterien der Selektion beurteilt, wurden die Fragebögen dreier Frauen ausgeschieden, die beim Verständnis der Skalierung Schwierigkeiten hatten. In keinem Fall mußte die Befragung wegen zu hoher psychischer Belastung abgebrochen werden, noch versagte eine der angesprochenen Frauen von vornherein ihre Mitarbeit.

Der durchschnittliche Zeitabstand der Befragung zur vorangegangenen Operation betrug 4.25 Monate (SD = 2.99, Spannweite der Rohdaten (im Folgenden range genannt) = 10); in der Tendenz wurden die Ptn mit einer Operation nach BELLER etwa um 1.5 Monate später befragt als Ptn mit einer PATEY-Operation (AM $_{BELLER}$ = 4.95; AM $_{PATEY}$ = 3.23 Monate; t-Test: p $\leq$ 0.01).

1.3   Gewinnung der Kontrollstichproben

Um den Effekt eines chirurgischen Eingriffs von dem einer chronischen Erkrankung abgrenzen zu können, wurden für die erste Kontrollgruppe internistische Ptn ausgesucht, die sich auf Rat ihres behandelnden Arztes, aus verschiedenen medizinischen Indikationen heraus, einem beim Gesundheitsamt Münster durchgeführten Training zur Gewichtsreduktion im Oktober 1983 unterziehen wollten. Es handelte sich also bei dieser Kontrollgruppe um Frauen, die sich vor einer unmittelbar auch das Aussehen ihres Körpers betreffenden Behandlung befanden.

---

*) In diesem Zusammenhang sei dem Direktor des Instituts für Klinische Radiologie, Prof. Dr. PETERS, und dem Direktor der Klinik und Poliklinik für Strahlentherapie, Prof. Dr. SCHNEPPER, mein ausdrücklicher Dank für die Erlaubnis ausgesprochen, ihre Ptn zu befragen.

Es konnten 41 Ptn für die Befragung gewonnen werden, davon wurden allerdings nur 30 für den Kontrollgruppenvergleich aufgenommen, bei dem die Gruppe brustkrebserkrankter Ptn mit der der übergewichtigen Frauen nach Alter, Familienstand, Schulbildung sowie (präoperativer) Brustgröße parallelisiert worden war.

Die Gewinnung einer genügenden Anzahl von Ptn mit einer Reduktionsmastektomie und kosmetischer Indikation, die im Kontrollgruppenvergleich mit an Mamma-Karzinom erkrankten Ptn Aufschluß über den Effekt unterschiedlicher Diagnosen hätte geben können, wurde wegen zu geringer Fallzahlen wieder aufgegeben.

Um den Alterseffekt auf Körpererfahrung beurteilen zu können, wurden in den beiden anderen Kontrollgruppen junge und gesunde Frauen befragt: Die zweite Kontrollgruppe setzte sich aus 41 Studentinnen der Logopädie an der Hals-, Nasen- und Ohrenklinik der Universität Münster zusammen, die im dritten und fünften Ausbildungssemester von Januar bis Februar 1984 interviewt wurden. Die dritte Kontrollgruppe bestand aus 31 Medizinstudentinnen, die im November 1983 an der Universität Münster im zweiten Semester studierten. Die Untersuchung dieser beiden Gruppen geschah im Rahmen des medizinpsychologischen Unterrichts.

1.4 Beschreibung der klinischen Stichprobe[*]

1.4.1 Präoperative Brustgröße

Angaben zur präoperativen Brustgröße wurden aus der Cup-Größe des BH's geschätzt. Von den Ptn trugen

16.9 % (N = 10) Untergröße (Cup A)
45.8 % (N = 27) Normalgröße (Cup B)
30.5 % (N = 18) Cup-Größe C
6.8 %   (N = 4) Übergröße D.

Der Prozentsatz der Ptn mit übergewichtigen Brüsten (Cup-Größe C + D) betrug 37.3 % (N = 22). Die beiden Gruppen mit unterschiedlichen Mastektomieverfahren unterschieden sich statistisch nicht bzgl. präoperativer Brustgrößen.

1.4.2 Körpergewicht zum Zeitpunkt der Befragung/ Gewichtsveränderungen seit der Operation

Bei den Ptn waren bei der Berechnung des Sollgewichtes nach der leicht modifizierten Formel nach BROCCA (Körpergröße -100 -10 %) folgende Gewichtsabweichungen vom Normalgewicht feststellbar:

54.7 % (N = 35) hatten sowohl leichtes als auch starkes Übergewicht (zwischen 10 - 25 % bzw. > 25 % Abweichung vom Soll), während bei 43.8 % (N = 28) Normalgewicht vorlag (-10 bis +10 % Abweichung vom Soll). Eine Pt (= 1.6 %) hatte Untergewicht (-10 bis -25 % vom Soll).

---

[*] Zur Beschreibung der Kontrollstichproben vgl. Anhang, S. 229.

Die subjektiven Gewichtseinschätzungen der Ptn ähnelten
den objektiven Berechnungen: als "übergewichtig" schätzten sich 42.2 % (N = 27) der Frauen ein, während 54.7 %
(N = 35) sich als normalgewichtig ansahen und eine
Patientin sich als untergewichtig wahrnahm.
Es ergaben sich keine Gruppenunterschiede bezüglich
Körpergröße, absolutem Gewicht und Sollgewicht. Bei der
Berechnung der Abweichungen vom Sollgewicht ergab sich
bei den nach PATEY operierten Frauen eine Tendenz zu
stärkerem Übergewicht (t-Test$_{unabh.}$: p $\leq$ 0.058): Im Durchschnitt hatten PATEY-Ptn 20.0 %, Ptn mit BELLER'scher
Operation 10.2 % positive Abweichungen vom Sollgewicht.

Seit der Operation hielten 47.6 % (N = 30) der Ptn ihr
Gewicht; 23.8 % (N = 15, range = -9 kg) verloren an
Gewicht und 28.6 % (N = 18, range = +13 kg) der Ptn
nahmen zu, wobei keine Gruppenunterschiede bzgl. der
Gewichtsveränderungen festgestellt werden konnten.

1.4.3 Kinderzahl/Stillerfahrung/Aussehen während der Schwangerschaft

17.2 % (N = 11) der Ptn waren kinderlos.
Die Anzahl der Kinder variierte von 1 - 6. Die durchschnittliche Kinderzahl lag bei 2 (= 34.4 %, N = 45).
Ptn, bei denen eine Operation nach BELLER durchgeführt
wurde, hatten viermal häufiger ein Kind geboren als
Frauen mit einer Operation nach PATEY (CHI^2-Test:
p $\leq$ 0.02). Die Mehrzahl der Ptn mit Kindern hatte
gestillt (84.9 %, N = 45). Es ließen sich keine bedeutsamen Gruppenunterschiede bezüglich des Stillverhaltens
oder des Aussehens während der Schwangerschaft feststellen: Jeweils 15.1 % (N = 8) der Ptn fanden ihr
Aussehen während der Schwangerschaft eher häßlich
bzw. eher attraktiv.

1.4.4 Karzinombefunde

Die Schwere bzw. Prognose der aufgetretenen Brustkrebserkrankungen kann aus folgender Tabelle entnommen werden:

Klinisches Stadium	TNM-Befunde Kategorie	Frequenz	B %	B N	P %	P N	Gesamt %	Gesamt N
I	100	8	21.0	8	0.0	0	12.9	8
II	110 200 210	4 11 6	28.9	11	41.7	10	33.9	21
III a	120 220 300 310 320	3 7 2 3 8	44.7	17	25.0	6	37.1	23
III b	330 400 410 420	1 1 1 5	5.3	2	25.0	6	12.9	8
IV	222 321	1 1	0.0	0	8.3	2	3.2	2

Tab. 5: Mamma-Karzinom-Befund (TNM-Klassifikation), geordnet nach 4 klinischen Stadien (KNÖRR et al., 1982; I = Stadium mit bester, IV = Stadium mit schlechtester Prognose; T = Tumorgröße, N = Befall der Lymphknoten, M = Metastasen) und prozentuale Verteilung der an Brustkrebs erkrankten Frauen nach einer Mastektomie (B = Operation nach BELLER, N = 38; P = Operation nach PATEY, N = 24)

Auch wenn statistisch (vgl. Mehrfelder-CHI^2-Test) kein Gruppenunterschied festgestellt werden konnte, so bleibt darauf hinzuweisen, daß Ptn mit subkutaner Reduktionsmastektomie nach BELLER günstigere Prognosen hatten

(vermehrt 100-Befunde, kein Stadium IV und nur zweimal
ein III b-Stadium (= 5.3 %)), während sich keine der
Ptn mit PATEY-Operation im Stadium I befand, dafür
33.3 % der Gruppe in die schlechtesten Prognosegruppen
einzustufen waren. Diese Beobachtung deutet auf die
Indikationskriterien für beide Operationsverfahren hin,
nämlich bei schlechterer Prognose vermehrt radikal zu
operieren.

1.4.5 Medizinische Folgebehandlungen

Bei allen Ptn wurde eine Strahlenbehandlung durchgeführt.
Die nachfolgende Tabelle gibt Aufschluß über die Häufigkeit erhaltener Chemotherapie:

	Operationsart				Gesamt	
	B %	N	P %	N	%	N
Keine Behandlung	36.1	13	46.2	12	40.3	25
Chemotherapie (adjuvant sowie therapeutisch)	63.9	23	53.8	14	59.7	37

Tab. 6: Chemotherapie und prozentuale Verteilung
der an Mamma-Karzinom erkrankten Patientinnen nach Mastektomie (B = Operation
nach BELLER, N = 36; P = Operation nach
PATEY, N = 26)

Es ließen sich keine signifikanten Gruppenunterschiede
bezüglich erhaltener Chemotherapie finden, da auch bei
weniger fortgeschrittenem Tumorwachstum adjuvant behandelt wurde.

1.4.6 Soziodemographische Daten

Folgende soziodemographische Daten konnten bei der klinischen Stichprobe erhoben werden, wobei in keinem Fall statistisch signifikante Gruppenunterschiede festgestellt wurden:

a) Schulbildung

Die Mehrzahl der Frauen besaß Volksschulabschluß (71.9 %, N = 46), 17.2 % (N = 11) der Frauen Realschulabschluß und 10.9 % (N = 7) den Handelsschulabschluß.
Es handelte sich bei der Stichprobe um Frauen mit relativ niedrigem Bildungsniveau, da der Abschluß "Fachoberschule/Abitur" nicht vorkam. Dies schlägt sich auch bei der Berufsausbildung bzw. bei dem Beruf der befragten Frauen nieder.

b) Berufsausbildung

Die Hälfte der Frauen war ohne Berufsausbildung (51.6 %, N = 33), eine abgeschlossene Berufsausbildung hatten 48.4 % (N = 31) erhalten.

c) Ausgeübter Beruf

Zum Zeitpunkt der Operation übte ein Drittel der Ptn 29.3 % (N = 19) einen Beruf aus, und zwar

20.3 % (N = 13) Angestellte/Beamtin
1.6 %   (N = 1) höhere Beamtin
4.7 %   (N = 3) Arbeiterin
1.6 %   (N = 1) Facharbeiterin
1.6 %   (N = 1) Kaufmannsfrau
60.9 % (N = 39) Hausfrau
9.4 %   (N = 6) Rentnerin/Pensionärin
3.1 %   (N = 2) keiner der genannten Berufe.

Zum Zeitpunkt der postoperativen Befragung hatten erst 4 Frauen ihre Berufstätigkeit wieder aufgenommen (= 21.0 % der Berufstätigen).

d) <u>Alter</u>

Das durchschnittliche Alter betrug 50.5 Jahre (SD = 8.68, range = 40). Die Alterswerte waren eingipflig normalverteilt.

e) <u>Familienstand/Partnerschaft</u>

Ein Großteil der Ptn war verheiratet (76.6 %, N = 49), 10.9 % (N = 7) der befragten Personen waren verwitwet und jeweils 6.3 % (N = 4) entweder ledig oder geschieden. Insgesamt lebten 81.3 % (N = 52) mit einem Lebenspartner zusammen. 18.8 % (N = 12) lebten allein.

2. Untersuchungsdesign

2.1 Art der Untersuchung

Es handelte sich um eine querschnittliche Untersuchung zu einem Zeitpunkt mit Intergruppenvergleich (eine angefangene Längsschnittuntersuchung mit Mehrpunktmessung mußte aufgrund der langwierigen Stichprobenakquisition (vgl. S. 83) und des erheblichen Organisationsaufwandes innerhalb der Klinikroutine abgebrochen werden). Die Studie hatte besonders die deskriptive Analyse von Körpererfahrung zum Ziel, mit besonderer Berücksichtigung der Struktur von Körpererleben (Versuch einer dimensionsanalytischen Betrachtung). Darüber hinaus wurde aus differentiell explikativer Perspektive der Frage nachgegangen, inwieweit Kontextmerkmale geeignet waren, Unterschiede im Körpererleben aufzuklären. Es sollten sich aus einer Deskriptiv- und Determinationsanalyse anwendungsrelevante Hinweise bei der Planung von Interventionsschritten für professionelle und paraprofessionelle Hilfen ableiten lassen.

2.2 Meßvariablen zur Erhebung von Körpererfahrung

Ausgehend von dem Konzept der Selbsttheorie nach EPSTEIN (vgl. S. 17) und sich orientierend an dem hierarchischen Modell nach SHONTZ (vgl. S. 12) waren bei der Gewinnung geeigneter Fragen zur Erforschung von Körpererfahrung folgende Fragebögen hilfreich:

Überarbeitete Fassungen der "body cathexis scale", die auf JOURARD & SECORD (1955b) zurückgeht, von BERSCHEID et al. (1972) und POLIVY (1977); "body distortion questionaire" von FISHER (1970); Fragebogen zur Körpererfahrung von PAULUS (1982); Fragebogen zur Beurteilung des eigenen Körpers von STRAUSS & APPELT (1983).

Bei der Erhebung von Befindensstörungen wurde auf
Skalen des Emotionalitätsinventars von ULLRICH & ULLRICH
de MUYNCK (1975) zurückgegriffen.
Es wurden fünfstufige bipolare Skalen konstruiert
(vgl. Anhang S. 206 - 221).

Für die Erhebung von Körpererfahrung in den Kontrollstichproben wurde der klinische Fragebogen geringfügig
abgeändert und auf die Situation der befragten Frauen
zugeschnitten (vgl. Anhang, S. 222 - 227).

2.3   Ablauf der Untersuchung

Die dreißig- bis fünfzigminütige Befragung führte eine
Ärztin bzw. eine medizinische Doktorandin an der Universitäts-Frauenklinik Münster[*]) nach gründlicher Ein-
weisung in die Interviewtechnik durch. Die Exploration
fand im Arztzimmer während eines Einzelgespräches statt.
Die Interviewerinnen gingen den Fragebogen mit den Ptn
gemeinsam durch, wobei erstere versuchten, die Ptn so
wenig als möglich in ihren Antworten zu beeinflussen.
Anonymität der Datenauswertung konnte zugesichert werden.
Anzufügen bleibt, daß die Frauen weder von ihren Ope-
rateuren noch den behandelnden Ärzten befragt wurden.

2.4   Datenauswertung

Zur Darstellung von Körpererfahrung in den verschiedenen
Gruppen wurde in einem ersten Schritt deskriptive Statistik verwendet. Bei der Erfüllung parametrischer Voraussetzungen quantifizierter Daten (Prüfung auf Normal-

---

[*])   In diesem Zusammenhang sei der Ärztin, Frau Dr.
       Cordula Steening, und Frau cand. med. Claudia Gieseler
       gedankt, die mit großem Engagement und Einfühlungs-
       vermögen bei der Datenerhebung halfen.

verteilung, vgl. KOLMOGOROV-SMIRNOV-Test) wurde in
einem zweiten Schritt der Intergruppenvergleich mit
Hilfe eines t-Test für unabhängige bzw. abhängige Stichproben durchgeführt. Bei Abweichungen von der Normalverteilung kamen der MANN-WHITNEY-U-Test sowie der
WILCOXON-Test zur Anwendung (SIEGEL, 1956; SACHS, 1959).
Bei qualitativen Daten wurde der CHI^2-Test eingesetzt.
Dabei wurden in der Regel Gruppenunterschiede mit
einer Wahrscheinlichkeit $p \leq 0.05$ bei zweiseitiger
Fragestellung berücksichtigt.

In einem dritten Schritt wurden zur Determinationsanalyse
mehrfaktorielle, in der Regel 2 x 2-Varianzanalysen vorgenommen (vgl. MOOSBRUGGER, 1978). Bei nichtparametrischen
Daten kamen k x n-CHI^2-Tests zur Anwendung.

In einem vierten Schritt bereiteten Korrelationsanalysen
(unter Verwendung des parametrischen Korrelationskoeffizienten nach BRAVAIS-PEARSON sowie des nonparametrischen
Korrelationskoeffizienten nach SPEARMAN-BROWN) die
Dimensionsanalyse in den verschiedenen Gruppen mittels
der Hauptkomponenten-Methode und der Varimax-Rotation
(vgl. REVENSTORF, 1976) vor.

Es schloß sich in einem fünften Schritt eine einfache
Diskriminanzanalyse an (SCHUCHARD-FICHER et al., 1982),
um nach einzelnen, die Gruppen eindeutig trennenden,
Körpererfahrungs-Variablen zu suchen.

Deskriptive und analytische Statistik der vorliegenden
Daten wurden unter Verwendung des SPSS-Programms (vgl.
NOROUSIS, 1982) am Rechenzentrum der Westf. Wilhelms-
Universität Münster durchgeführt.

Im folgenden sollen die klinischen Ergebnisse beschrieben
werden, bevor auf die Kontrollgruppenvergleiche eingegangen wird.

H. BESCHREIBUNG DER ERGEBNISSE

1. Erstkonfrontation mit der Narbe nach einer Mastektomie

1.1 Benötigte Zeit

Bei der Frage, wie viel Zeit operierte Frauen brauchten, um sich selbst und ihre Bezugspersonen (Partner, Kinder) mit der Narbe zu konfrontieren, stellten sich Meßprobleme ein:

Der Erhebungszeitraum für die Befragung verhinderte dort genaue Angaben, wo eine Erstkonfrontation noch nicht stattgefunden hatte; wurden Ptn relativ früh nach der Operation befragt (dies betraf ca. 39.0 % der Ptn, deren Operation erst ein bis zwei Monate zurücklag), so hatten sich manche der Ptn bestimmten Formen einer Erstkonfrontation noch nicht ausgesetzt. Bei diesen Ptn wird daher im Folgenden auf den zeitlichen Abstand zur Operation verwiesen.

Abbildung 1 kann deshalb nur grobe Orientierungswerte liefern für die durchschnittlich benötigte Zeit bis zur Erstkonfrontation mit der Narbe:

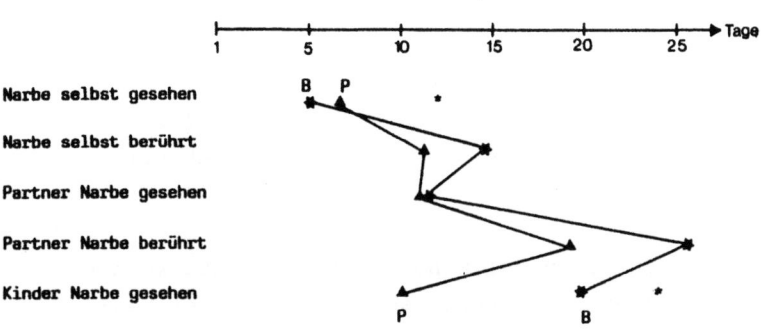

Abb. 1: Durchschnittlich benötigte Zeit (in Tagen), bis brustkrebserkrankte und mastektomierte Frauen sich selbst bzw. ihre Partner/Kinder erstmals mit der Narbe konfrontierten (B = Operation nach BELLER, N = 38; P = Operation nach PATEY, N = 26; * : p $\leq$ .05)

So gut wie alle Ptn hatten zum Zeitpunkt der Befragung ihre Narbe gesehen (= 98.4 %); nur eine Frau hatte nach acht Monaten hierzu immer noch nicht den Mut gefunden. Es ließ sich ein signifikanter Gruppenunterschied feststellen: Ptn mit dem radikaleren Operationsverfahren brauchten ca. 3 Tage länger, bis sie sich ihre Narbe ansahen (U-Test: p $\leq$ 0.03). Bei den anderen Zeitvariablen konnten keine signifikanten Gruppenunterschiede festgestellt werden: die Frauen benötigten ca. 14 Tage, bis sie ihre Narbe selbst berührten. Die Ptn ließen ihren Partner die Narbe nach 12 Tagen sehen und nach 18 - 26 Tagen auch berühren. Allerdings hatten die jeweiligen Partner von 2 Ptn nach zwei bzw. vier Monaten die Narbe immer noch nicht gesehen (= 3.8 % der betroffenen Frauen, die einen Partner hatten (N = 52)), und bei 17 Ptn hatte der Partner im Befragungszeitraum (ein bis zehn Monate postoperativ) die Brust noch gar nicht berührt (= 32.7 %). Wir können daraus schließen, daß bei einem Drittel der Ptn die erstmalige Berührung des Narbengebietes durch den Partner sehr viel später erfolgte, sogar erst zehn Monate und mehr nach der Operation.

Bei der Konfrontation der Kinder mit der Narbe konnte ein signifikanter Gruppenunterschied beobachtet werden (U-Test: $p \leq 0.03$); es scheint, als hätten Frauen mit radikalerem Operationsverfahren nach PATEY ihren Kindern die Narbe schon früher gezeigt (nämlich nach ca. 10 Tagen), während Frauen mit einer Reduktionsmastektomie ca. 19 Tage benötigten. Dieses Ergebnis ist durch die Konfundierung der benötigten Zeit mit dem Meßzeitraum als ein Meßartefakt zu werten: 23.1 % der Frauen, die schon einmal entbunden hatten, konnten ihren Kindern das Narbengebiet im Befragungszeitraum (zwei bis elf Monate nach der Operation) noch nicht zeigen; unter diesen waren überzufällig häufig Ptn mit radikalerem Operationsverfahren vertreten (38.9 % der Ptn mit PATEY-Operation versus 14.7 % bei Ptn mit BELLER'scher Operation).

Vergleicht man diejenigen Frauen, die ihrem Partner die Narbe noch nicht präsentiert hatten, mit denen, die ihre Kinder bisher nicht damit konfrontiert hatten, so fiel auf, daß es sich nicht um dieselben Ptn handelte. Es kann also keine durchgehende Vermeidungstendenz auf seiten bestimmter Ptn - im Sinne eines verdrängenden oder verleugnenden Bewältigungsstiles - angenommen werden.

1.2 Erleben der Erstkonfrontation

Die Abbildung 2 stellt dar, wie die Ptn die Erstkonfrontation mit ihrem veränderten Körperbild erlebten:

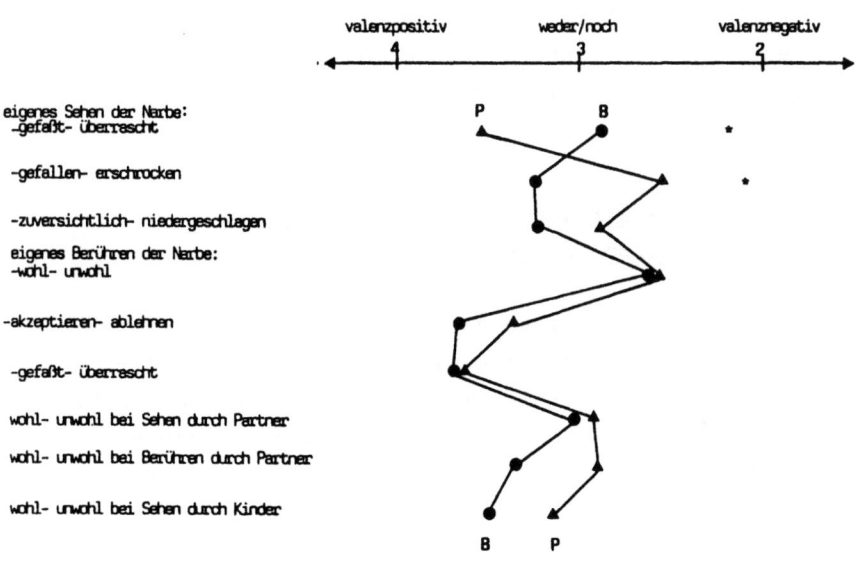

Abb. 2: Durchschnittliche Ausprägungen auf den Items zum Erleben der Erstkonfrontation mit der Narbe bei an Mamma-Karzinom erkrankten Patientinnen mit unterschiedlichen Mastektomie-Methoden (B = Operation nach BELLER, N = 38; P = Operation nach PATEY, N = 26;
* : $p \leq .07 - .05$)

In einer ersten Analyse fielen die überwiegend valenzpositiven bis valenzneutralen Einschätzungen ins Auge, wenngleich im Bereich "Partner, Kinder" die gleichen methodenkritischen Einwände - wie unter 1.1 erwähnt - gelten und man davon ausgehen muß, daß zumindest in diesen

Skalierungsbereichen Urteile relativ mutiger Ptn erhoben wurden.
Ptn mit subkutaner Reduktionsmastektomie nach BELLER erlebten ihre Erstkonfrontation mit dem Narbenbereich durchgängig positiver als Ptn mit radikalerem Operationsverfahren nach PATEY. Dieser Trend konnte statistisch abgesichert werden in zwei Bereichen der Erstkonfrontation: Ptn mit BELLER'scher Operation waren in der Tendenz überraschter über das Operationsergebnis (U-Test: $p \leq 0.07$) und ihnen gefiel die Narbe besser (U-Test: $p \leq 0.03$) als Ptn mit radikalerem Operationsverfahren.

1.3 Faktorenstruktur der Meßvariablen zur Erstkonfrontation

In einer Faktorenanalyse der Items zur Erstkonfrontation mit der Narbe stellte sich - mit Berücksichtigung des Abfalls der Eigenwerte unter 1 sowie der Höhe der zu erklärenden Gesamtvarianz - eine 4-Faktoren-Lösung als optimal heraus, die 60.3 % der Gesamtvarianz erklärte. Die anschließende Tabelle 7 gibt Aufschluß über die Markierungsvariablen und Benennungen dieser 4 Faktoren:

Faktor I: **Selbsterfahrung**
(erklärte Varianz = 26.4 %)

Markierungsvariablen	Faktorladungen
Akzeptieren der Narbe beim ersten Berühren	.77
Zuversichtlich sein beim ersten Sehen der Narbe	.72
Sich wohl fühlen beim ersten Berühren der Narbe	.68
Die Narbe gefiel beim ersten Sehen	.64
Benötigte Tage, bis die Narbe erstmals angesehen wurde	-.64

Faktor II: **Empfindungen bei der Erstkonfrontation durch den Partner/die Kinder** (erklärte Varianz = 14.2 %)

Markierungsvariablen	Faktorladungen
Sich wohl fühlen beim ersten Ansehen der Narbe durch den Partner	.82
Sich wohl fühlen beim ersten Berühren der Narbe durch den Partner	.79
Sich wohl fühlen beim ersten Ansehen der Narbe durch die Kinder	.54

Faktor III:	Zeitbedarf bis zur eigenen Erstkonfrontation und der des Partners (erklärte Varianz = 11.6 %)
Markierungsvariablen	Faktorladungen
Benötigte Tage, bis die Narbe selbst berührt wurde	.81
Benötigte Tage, bis der Partner die Narbe gesehen hatte	.74
Benötigte Tage, bis der Partner die Narbe berührt hatte	.53

Faktor IV:	Überraschung bei der ersten Selbstkonfrontation (erklärte Varianz = 8.1 %)
Markierungsvariablen	Faktorladungen
Überrascht sein beim ersten Sehen der Narbe	.74
Überrascht sein beim ersten Berühren der Narbe	.70

Tab. 7: 4-Faktorenstruktur der Items zur Erstkonfrontation mit dem Narbengebiet bei an Mamma-Karzinom erkrankten Patientinnen nach einer Mastektomie (N = 64)

Die gefundenen 4 Faktoren können wie folgt beschrieben werden:

Faktor I (= Faktor der Selbsterfahrung) umfaßte Erlebensreaktionen des eigenen ersten Sehens und Berührens des Narbenbereiches. Interessant erscheint, daß die Zeitvariable "benötigte Tage, bis die Narbe erstmals angesehen wurde" eine hohe negative Ladung auf diesem Faktor aufwies: Frauen mit positiver Selbsterfahrung brauchten weniger Zeit als solche Ptn mit negativen Gefühlsreaktionen. Dieses Resultat könnte bedeuten, daß mutigere Ptn von Anfang an positivere Erwartungen bezüglich des Operationsergebnisses hatten, sich deshalb einer früheren Selbstkonfrontation aussetzten und im Sinne einer sich selbst erfüllenden Prophezeihung diese auch positiver erlebten. Auf jeden Fall stellt die benötigte Zeit, die bis zum eigenen Betrachten der Narbe verstreicht, einen Indikator für positive bzw. negative Selbsterfahrung dar. Gerade die Ptn, die ihre erste Konfrontation mit dem Narbenbereich hinauszögerten bzw. bei dieser von massiven negativen Erfahrungen berichteten, sollten in einer psychosozialen Betreuung besonders berücksichtigt werden, weil bei ihnen mit hoher Wahrscheinlichkeit mit einem Transfer negativer Erwartungen/Erfahrungen auf andere Bereiche des Selbstkonzeptes zu rechnen ist.

Der Faktor II (= Empfindungen bei der Erstkonfrontation durch den Partner/die Kinder) deutete an, daß das Erleben der Selbstkonfrontation (vgl. Faktor I) und das der Erstkonfrontation wichtiger Bezugspersonen mit der Narbe relativ unabhängig voneinander verlaufen kann.

Faktor III (= Zeitbedarf bis zur eigenen Erstkonfrontation und der des Partners) wies darauf hin, daß Frauen, die ihre Narbe relativ früh berührten, ihren Partner auch rasch einbeziehen konnten.

Faktor IV (= Überraschung bei der ersten Selbstkonfrontation) machte deutlich, daß Überraschtheitsreaktionen relativ unabhängig von anderen emotionalen Empfindungen auf die Erstkonfrontation mit der Narbe waren.

2. Beurteilung der Operation durch die Patientinnen

2.1 Zufriedenheit mit dem Operationsergebnis

Die Ptn waren mit dem Operationsergebnis eher zufrieden (AM = 4.06, SD = 0.96, range = 4, N = 64). Es ließen sich keine signifikanten Unterschiede zwischen den beiden Gruppen mit verschiedenen Mastektomie-Methoden finden.

Werden die Extremantworten zur Zufriedenheit mit dem Operationsergebnis mit den speziellen Mastektomie--Verfahren in Bezug gesetzt, so war festzustellen, daß 13.9 % (N = 5) der Ptn mit subkutaner Reduktionsmastektomie und 3.8 % (N = 1) der Frauen mit PATEY--Operation sehr unzufrieden waren; dagegen gaben 42.1 % (N = 16) der Frauen mit einer Operation nach BELLER und 26.9 % (N = 7) der Ptn mit einer Operation nach PATEY an, sehr zufrieden gewesen zu sein. Dieses Ergebnis läßt sich dahingehend zusammenfassen, daß Ptn mit subkutaner Reduktionsmastektomie ihr Operationsergebnis extremer bewerteten als die Ptn mit einer Operation nach PATEY.

2.2 Erlebte Vor- und Nachteile der spezifischen Mastektomie-Methode

Im Zusammenhang mit der Analyse, welche Nachteile und Vorteile bei den verschiedenen Mastektomie-Methoden von den Ptn wahrgenommen wurden, ist es wichtig, darauf hinzuweisen, daß nur Ptn mit bilateraler subkutaner Reduktionsmastektomie in der Regel auch über Informationen bezüglich des anderen radikaleren Operationsverfahrens verfügten; insofern war nur dieser Gruppe ein tatsächlicher Vergleich zwischen zwei Operationsverfahren möglich. Ptn mit Operation nach PATEY besaßen keine Informationen über das weniger radikale Operationsverfahren nach BELLER, da ihnen dieses nicht angeboten worden war. Möglicherweise wäre das radikalere Verfahren negativer von den Ptn beurteilt worden, hätten die Frauen mit PATEY-Operation tatsächlich zwischen zwei Verfahren wählen können.

Als Nachteile wurden von den Ptn angegeben:

Art der wahrgenommenen Nachteile	Operationsart B %	N	P %	N	Gesamt %	N
keine Nachteile gesehen	36.8	14	37.5	9	37.1	23
beide Brüste operiert	7.9	3	-	-		
Brüste zu klein	23.7	9	-	-		
Knotenbildung unter der Haut	10.5	4	-	-		
gestörte Wundheilung	34.2	13	8.3	2	24.2	15
schlechtes kosmetisches Ergebnis	18.4	7	25.0	6	21.0	13
Lymphödem	7.9	3	16.7	4	11.3	7
Verlust einer Brust/ beider Brüste	-		54.2	13	-	
Verlust einer/ beider Mamillen	-		41.7	10	-	
Sonstiges *) *) Protheseneinsatz führte zur Infektion	-		4.2	1	-	

Tab. 8: Prozentwertangaben der wahrgenommenen Nachteile einer spezifischen Mastektomie-Methode bei an Mamma-Karzinom erkrankten Frauen (B = Operation nach BELLER, N = 38; P = Operation nach PATEY, N = 24; Mehrfachnennungen waren möglich)

Hinsichtlich der wahrgenommenen Nachteile, die bei beiden Operationsmethoden auftreten konnten (gestörte Wundheilung, schlechtes kosmetisches Ergebnis, Lymphödem) unterschieden sich die beiden Gruppen nur bzgl. des Nachteils "gestörte Wundheilung": hierunter litten 34.2 % der Ptn mit Operation nach BELLER (N = 18) gegenüber 8.3 % (N = 2) der Ptn mit Operation nach PATEY (CHI^2-Test: p $\leq$ 0.03).

Der Anteil der Ptn beider Gruppen, der keinerlei Nachteile in der bei ihnen vorgenommenen Operationsmethode sah, war nahezu gleich (37.5 % gegenüber 37.1 %).

Die nächste Tabelle zeigt die von den Ptn erlebten Vorteile der bei ihnen durchgeführten Operationsmethode:

Art der wahrgenommenen Vorteile	Operationsart				Gesamt	
	B %	N	P %	N	%	N
keine Vorteile gesehen	-		16.7	4	6.5	4
Möglichkeit, ohne Prothese leben zu können	68.4	26	-		-	
Sicherheit, daß andere Brust nicht auch befallen	89.5	34	-		-	
Symmetrie der Brüste	86.8	33	-		-	
Erhaltung der Mamillen	84.2	32	-		-	
Operation nur einer Brust	-		79.2	19	-	
Sonstiges *) *) Sicherheit vor Wiedererkrankung	-		4.2	1	1.6	1

Tab. 9: Prozentwertangaben der wahrgenommenen Vorteile einer spezifischen Mastektomie-Methode bei an Mamma-Karzinom erkrankten Frauen (B = Operation nach BELLER, N = 37); P = Operation nach PATEY, N = 24; Mehrfachnennungen waren möglich)

Analysiert man die genannten Nachteile mit den Vorteilen der beiden Mastektomie-Methoden, so kann man konstatieren, daß zwar die Rate derjenigen Ptn, die keine Nachteile erlebten, für beide Operationsverfahren ca. ein gutes Drittel betrug, daß aber Ptn mit PATEY-Operation im Durchschnitt weniger Vorteile erlebten, obwohl sie keinen Vergleich mit dem weniger radikalen medizinischen

Eingriff ziehen konnten(!). Man kann daraus folgern, daß das Operationsverfahren nach PATEY deutlich weniger positiv erlebt wurde als die subkutane Reduktionsmastektomie nach BELLER.

2.3 Gedankliche und emotionale Belastung durch die Mastektomie und die Diagnose

Bei den Items zur Bewältigung von Therapie und Diagnose ließen sich keine differentiellen Effekte der verschiedenen Mastektomie-Methoden feststellen. Die Abbildung 3 veranschaulicht die durchschnittliche Häufigkeit und emotionale Belastung bei Gedanken um die Mastektomie und die Diagnose:

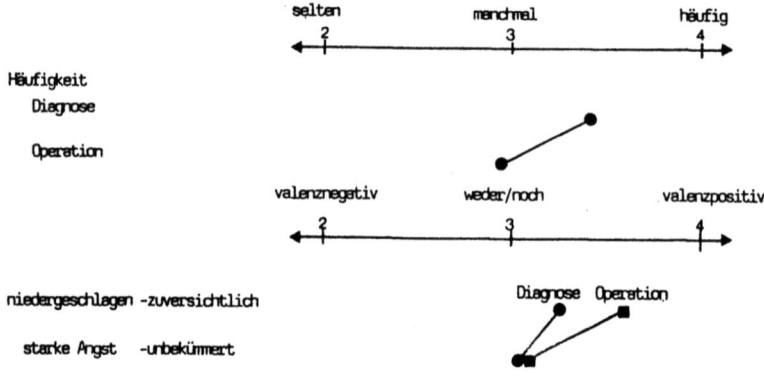

Abb. 3: Durchschnittlicher Grad gedanklicher und emotionaler Belastung durch die Mastektomie und die Krebsdiagnose bei an Mamma-Karzinom erkrankten Patientinnen (N = 51)

2.3.1 Verarbeitung der Mastektomie

Die Mehrzahl der Ptn dachte manchmal an ihre Brustoperation (AM = 2.97, SD = 1.20, range = 4) und war eher zuversichtlich (AM = 3.53, SD = 0.98, range = 4); dabei waren 68.4 % (N = 39) der Frauen ausgesprochen zuversichtlich und 22.8 % (N = 13) sagten aus, niedergeschlagen zu sein. Demgegenüber gaben nur 41.8 % (N = 23) an, eher unbekümmert zu sein, während 34.5 % (N = 19) stärkere Angst erlebten (AM = 3.04, SD = 1.31, range = 3). Möglicherweise wurden durch das Erinnertwerden an die Mastektomie bei diesen Ptn Narkose- bzw. Operationsängste aktualisiert.

2.3.2 Bewältigung der Diagnose

Die meisten Ptn beschäftigten sich eher häufig mit ihrer Diagnose*) (AM = 3.43, SD = 1.12, range = 4). 21.6 % (N = 11) äußerten allerdings, selten bis gar nicht an die Krebsdiagnose zu denken; hingegen setzten sich 15.7 % (N = 8) sehr häufig in Gedanken mit ihrer Erkrankung auseinander.

Bei den dabei auftretenden emotionalen Reaktionen war der überwiegende Teil (52.0 %, N = 26) voller Zuversicht, 32.0 % (N = 17) litten dagegen unter Depressionen (AM = 3.22, SD = 1.20, range = 4). 52.0 % (N = 26) blieben unbekümmert, 44.0 % (N = 22) erlebten jedoch stärkere Ängste (AM = 3.04, SD = 1.31, range = 4).

---

*) 7 Ptn (6 Frauen mit PATEY-Operation, 1 Patientin mit subkutaner Reduktionsmastektomie) wurden nicht zum Thema der Diagnose befragt, weil unklar war, ob diese Ptn über ihre Erkrankung an einem Mamma-Karzinom aufgeklärt worden waren; bei dem Interview dieser Ptn mußte mit schädigenden Nebeneffekten der Befragung gerechnet werden. Dadurch reduzierte sich die Stichprobengröße auf N = 51.

Wägt man die erlebten Belastungen durch das Operationsverfahren mit denen, die sich auf das Kennen der Karzinom-Diagnose beziehen, ab, so kann der Schluß gezogen werden, daß sich nur 9.0 % der Ptn durch das Wissen um die bösartige Tumorerkrankung zusätzlich bedroht fühlten. Insgesamt fiel die geringe emotionale Belastung der Ptn bei ihrer gedanklichen Auseinandersetzung mit der Diagnose auf.

3. <u>Körpererleben vor und nach einer Mastektomie</u>

Das prä- wie postoperative Körpererleben wird durch Abbildung 4 verdeutlicht:

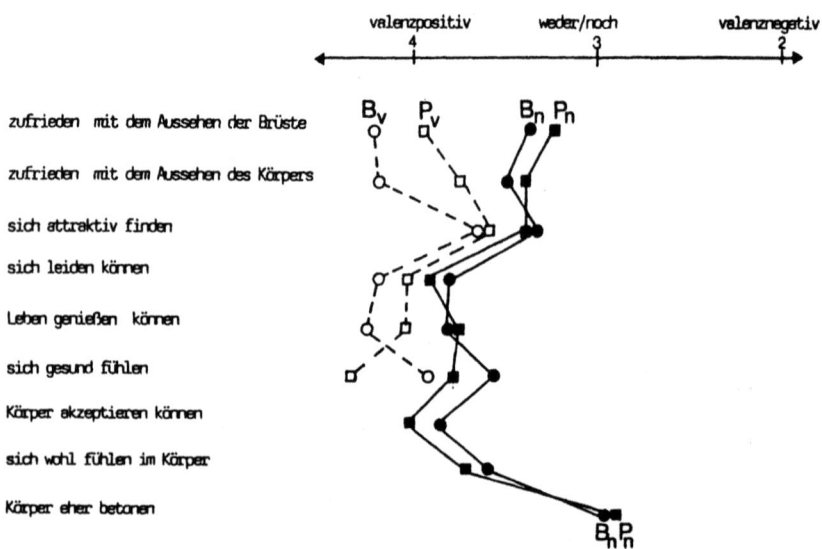

Abb. 4: Durchschnittliche Ausprägungen auf den Items zum Körpererleben vor und nach einer Mastektomie bei 64 an Mamma-Karzinom erkrankten Patientinnen (B = Operation nach BELLER, N = 38; P = Operation nach PATEY, N = 26; v = vor Operation, n = nach Operation)

3.1 Präoperatives Körpererleben

Bei der postoperativ erfolgten Befragung schätzten die Ptn ihr Körpererleben nachträglich für den Zeitpunkt vor der Operation ein:

Die Ptn berichteten von einem durchweg positiven Körpererleben vor der Operation. Ferner war zu beobachten, daß PATEY-Ptn für den präoperativen Zeitpunkt tendenziell ein leicht negativeres Körpererleben angaben, als Ptn mit subkutaner Reduktionsmastektomie. Im Hinblick auf die Zufriedenheit mit dem Gesamtaussehen des Körpers ließ sich ein signifikanter Gruppenunterschied auch statistisch belegen (U-Test: $p \leq 0.02$). Bei den nach PATEY operierten Ptn muß das negativere Körpererleben vor dem medizinischen Eingriff möglicherweise mit ihrem größeren Übergewicht in Zusammenhang gebracht werden (vgl. S. 86).

3.2 Postoperatives Körpererleben

Die verschiedenen Mastektomie-Methoden wirkten sich wider Erwarten nicht differentiell auf das postoperative Körpererleben der Ptn aus (eine Ausnahme bildeten die Differenzwerte bei der Meßvariablen "Zufriedenheit mit dem Gesamtaussehen des Körpers", wobei die geringer ausgefallenen negativen Veränderungen in der Gruppe der Ptn mit PATEY-Operation auf eine niedrigere präoperative Zufriedenheit (s. o.) zurückzuführen waren und somit als ausgangswertbedingt interpretiert werden können). Wichtig bleibt, daß nur in der nach BELLER operierten Gruppe auch positive Veränderungen des Körpererlebens zu beobachten waren.

Für die gesamte klinische Gruppe kann konstatiert werden:

- Die Brustoperation verschlechterte deutlich das Körpererleben der Frauen (bei allen Prä-Post-Messungen konnten für die Gesamtstichprobe signifikante Veränderungen nachgewiesen werden, vgl. WILCOXON-Test: $p \leq .01 - .000$); davon waren besonders Einschätzungen körpernaher Bereiche (wie z. B. das Aussehen der Brüste) betroffen, am wenigsten verschlechterte sich das Erleben der eigenen Attraktivität und der Selbstakzeptanz.
- Trotz postoperativer Verschlechterungen verblieben in allen erhobenen Bereichen des Körpererlebens die Einschätzungen der Frauen im Skalenmittelwertbereich, d. h. die Verschlechterungen waren offensichtlich nicht so gravierend wie zunächst nach Hypothese 1 angenommen.

Hierzu paßt, daß zum Zeitpunkt der Befragung 75.0 % (N = 48) der Ptn ihr Leben gut genießen konnten, während nur 17.2 % (N = 11) angaben, ihr Leben nicht genießen zu können. Von den ersteren kannten allerdings 42.0 % (N = 20) sehr wohl Phasen, in denen ihre Lebensqualität gering gewesen war. Ein gutes Drittel der Befragten brauchte nur einige Tage, ein weiteres Drittel drei Monate und mehr, um das Leben wieder so genießen zu können wie zuvor.

Im Augenblick der Erhebung fühlten sich 57.7 % (N = 37) der Ptn gesund, während 21.0 % (N = 13) angaben, krank zu sein. Von den zuerst genannten Ptn kannten 36.4 % (N = 12) Phasen, in denen sie sich krank fühlten; 18.2 % (N = 2) der Frauen benötigten nur einige Tage, 54.0 % (N = 6) drei Monate und mehr, um sich wieder so gesund zu fühlen wie vor der Operation.

Der Anteil derjenigen Ptn, die ihr Leben - trotz existenziell bedrohlicher Erkrankung - immer genießen konnten und sich immer gesund fühlten, betrug 43.8 % (N = 28) respektive 39.0 % (N = 25).

4. Auftretende Beschwerden und ihre Bewältigung nach einer Mastektomie

4.1 Brustbeschwerden

Tabelle 10 gibt die durchschnittliche Häufigkeit von Brustbeschwerden in Abhängigkeit zur Operationsmethode wider (s. S. 112).

17.5 % (N = 11) aller Ptn gaben an, unter keinerlei Brustbeschwerden zu leiden. Von den übrigen 82.5 % (N = 52) klagten die meisten über Narbenschmerzen (vgl. Prozentwertangaben der unterschiedlichen Brustbeschwerden, Anhang, S. 228).
Differentielle Effekte der Operationsmethoden ließen sich nur in dem Bereich der Phantombeschwerden nachweisen: Ptn mit brusterhaltender Operation nach BELLER äußerten signifikant seltener, unter dieser Form von Körperwahrnehmungsstörungen zu leiden als Ptn mit radikalerem Operationsverfahren nach PATEY (U-Test: $p \leq 0.06 - 0.03$). Faßt man diejenigen Ptn zusammen, die Phantombeschwerden überhaupt kannten, so lag der Prozentsatz bei Ptn mit PATEY-Operation im Mittel dreimal höher (= 28.2 %) als bei Ptn mit BELLER-Operation (= 9.6 %).

	Operationsart								
	B			P			Gesamt		
	AM	SD	N	AM	SD	N	AM	SD	N
Narbenschmerzen	2.08	1.16	37	2.00	1.20	26	2.05	1.17	63
Parästhesien (Prickeln, Jucken, Kribbeln) im Narbenbereich	1.86	1.15	36	1.85	1.05	26	1.86	1.1	62
Gefühllosigkeit der Brustwarze	2.53	1.46	32						
Phantombeschwerden									
- als ob die Brüste in alter Größe/Schwere noch vorhanden wären	1.24	0.71	38	1.54	0.86	26	1.36	0.78	64
- als wenn die Brüste an ungleichen Stellen sitzen würden	1.08	0.49	38	1.38	0.85	26	1.20	0.67	64
- als wenn die Brüste ungleich schwer wären	1.37	0.88	38	1.65	0.97	25	1.46	0.91	63

Tab. 10: Durchschnittliche Ausprägungen auf den Items zu Brustbeschwerden bei an Mamma-Karzinom erkrankten Patientinnen nach einer Mastektomie (B = Operation nach BELLER, N = 38; P = Operation nach PATEY, N = 26; Skalenpolung: 1 = gar nicht, 4 = häufig

4.2 Umgang mit Brustbeschwerden

Ptn mit voneinander abweichenden Operationsverfahren unterschieden sich nicht wesentlich in der Art ihrer Bewältigungsversuche bei aktuellen Brustbeschwerden. Tabelle 11 gibt einen Überblick über konkrete Hilfsmaßnahmen, die die Ptn bei brustbezogenen Körperbeschwerden anwendeten:

Art der Bewältigungsversuche bei Brustbeschwerden	Gesamt %	N
Massieren des Narbengebietes	7.7	4
Gymnastik	55.8	29
Lymphdrainage	1.9	1
Einpudern des Narbengebietes	44.2	23
Sonstiges (Eincremen des Narbenbereichs, Einnahme von Hormonen)	11.5	6
Gar nichts tun	17.3	9

Tab. 11: Prozentwertangaben der durchgeführten Bewältigungsmaßnahmen bei Brustbeschwerden von an Mamma-Karzinom erkrankten Patientinnen nach einer Mastektomie (N = 52; Mehrfachnennungen waren möglich)

Im Vordergrund der Maßnahmen standen krankengymnastische Übungen und das Einpudern des Narbenbereiches. 17.3 % (N = 9) der Ptn ergriffen keinerlei konkrete Maßnahmen.

4.3 Störungen körperlicher Leistungsfähigkeit

Ca. 75 % (N = 47) der Ptn klagten über deutliche Einbußen ihrer körperlichen Leistungsfähigkeit, gleich welchem Operationsverfahren sich diese Ptn unterzogen hatten. Bei der Analyse körperlicher Einschränkungen wurden folgende Angaben gemacht:

Bereiche körperlicher Einschränkung	Behandlungsgruppen			
	B %	N	P %	N
Schweres Heben/Tragen	62.1	23	52.0	13
Kraftvolles Zupacken	48.6	18	36.0	9
Insgesamt	35.1	13	44.3	11
Sonstiges				
- über Kopf arbeiten (z. B. Fenster putzen, Wäsche aufhängen)	32.4	12	32.0	8
- Staubsaugen, Betten beziehen	2.7	1	8.0	2
- vorzeitige Ermüdung	-	-	4.0	1

Tab. 12: Prozentwertangaben der Tätigkeitsbereiche, in denen brustkrebserkrankte Frauen nach einer Mastektomie körperliche Leistungseinbußen verspürten (B = Operation nach BELLER, N = 38; P = Operation nach PATEY, N = 26; Mehrfachnennungen waren möglich)

4.4 Allgemeine körperbezogene Verhaltensänderungen nach einer Mastektomie

Tabelle 13 verdeutlicht die Verhaltensänderungen nach einer Mastektomie (vgl. S. 116).

Es wurde deutlich, daß die größten Verhaltensänderungen erwartungsgemäß in den Bereichen "Tragen einer Prothese" und "Ernährung" erfolgten. Im ersteren Gebiet konnte ein signifikanter Gruppenunterschied festgestellt werden: Aufgrund des radikaleren Operationsverfahrens trugen doppelt so viele Ptn nach PATEY-Operation regelmäßig eine äußere Prothese (= 80.8 %) als dies bei Ptn mit einer Reduktionsmastektomie der Fall war (= 42.1 %; CHI^2-Test: $p \leq 0.006$). Das Verhältnis kehrte sich um, wenn Frauen, die keinerlei Prothesen verwendeten, betrachtet wurden: nur 11.5 % der Frauen mit radikalerem Schnittverlauf verzichteten gänzlich auf das Tragen einer äußeren Prothese; bei Frauen mit brusterhaltendem Operationsverfahren waren es dagegen 47.4 %; fast 50.0 % der Ptn achteten ausdrücklich auf ihre Ernährung;
nur ein Viertel der Frauen kleidete sich besonders sorgfältig;
sportliche Betätigung - sicher aufgrund der Minderung körperlicher Leistungsfähigkeit - fand geringere Beachtung;
Ptn mit BELLER'scher Operation legten vor allem mehr Gewicht auf eine sorgfältige Körperpflege, während nach der PATEY-Methode operierte Frauen in diesem Bereich keine Veranlassung zu Verhaltensänderungen sahen (CHI^2-Test: $p \leq 0.03$); die vermehrte Körperpflege der zuerst genannten Ptn ist im Vergleich zur einseitigen und radikaleren Operation vielleicht mit dem größeren Narbengebiet einer bilateralen Reduktionsmastektomie zu erklären.

Verhaltens-änderung / Ver-haltensbereich	regelmäßig/besondere Beachtung						manchmal weder - noch						gar nicht/weniger Beachtung					
	B %	B N	P %	P N	Gesamt %	Gesamt N	B %	B N	P %	P N	Gesamt %	Gesamt N	B %	B N	P %	P N	Gesamt %	Gesamt N
äußere Prothese	42.1	16	80.8	21	57.8	37	10.5	4	7.7	2	9.4	6	47.4	18	11.5	3	32.8	21
Ernährung	50.0	19	46.2	12	48.4	31	44.7	17	50.0	13	46.9	30	5.3	2	3.8	1	4.7	3
Kleidung	21.1	8	23.1	6	21.9	14	78.9	30	76.9	20	78.1	50						
Sport	8.1	3	3.8	1	6.3	4	64.9	24	80.8	21	71.4	45	27.0	10	15.4	4	22.2	14
Körperpflege	16.2	6	-	-	9.5	6	83.8	31	100.0	26	90.5	57						

Tab. 13: Prozentwertangaben der körperbezogenen Verhaltensänderungen bei an Mamma-Karzinom erkrankten Frauen nach einer Mastektomie (B = Operation nach BELLER, N = 38; P = Operation nach PATEY, N = 26)

4.5 Befindensstörungen

Zum Zeitpunkt der Befragung sagten 19.0 % (N = 12) der Ptn aus, unter keinerlei Befindensstörungen zu leiden. Tabelle 14 gibt Aufschluß über die Häufigkeiten von Befindensstörungen nach einer Mastektomie (vgl. S. 118).

Ptn mit brusterhaltender Operation gaben in der Tendenz an, etwas häufiger innerlich unruhig zu sein und sich hilflos zu fühlen (U-Test: $p \leq 0.07 - 0.06$). Bei allen anderen Bereichen der Befindensstörungen konnten keine differentiellen Auswirkungen des Operationsverfahrens auf die Ptn festgestellt werden.

	B			P			Gesamt		
	AM	SD	N	AM	SD	N	AM	SD	N
Niedergeschlagen	2.37	0.18	38	2.15	0.18	26	2.28	1.03	64
Voller innerer Unruhe	2.24	0.21	38	1.69	0.21	26	2.02	1.21	64
Allgemein erschöpft	2.37	0.20	38	1.92	0.21	26	2.19	1.17	64
Schlaflosigkeit	2.42	0.21	38	2.04	0.27	26	2.27	1.31	64
Leicht reizbar	1.82	0.18	38	1.84	0.22	25	1.83	1.10	63
Sich hilflos fühlen	1.79	0.17	38	1.35	0.15	26	1.61	0.97	64

Tab. 14: Durchschnittliche Häufigkeiten der Befindensstörungen bei brustkrebserkrankten Patientinnen nach einer Mastektomie (B = Operation nach BELLER, N = 36; P = Operation nach PATEY, N = 26; Skalenpolung: 1 = gar nicht, 4 = häufig)

4.6 Umgang mit Befindensstörungen

In der Art der Bewältigungsmöglichkeiten der unter Befindensstörungen leidenden Ptn ließen sich keine differentiellen Gruppenunterschiede nachweisen. Tabelle 15 bringt eine Übersicht über durchgeführte Bewältigungsmaßnahmen bei Befindensstörungen:

Art der Bewältigungsversuche bei Befindensstörungen	Gesamt %	N
Mit dem Partner/den Freunden reden	68.6	35
Sich bewußt ablenken	74.5	38
Sich selbst Mut machen	76.5	39
Allein sein wollen	35.3	18
Schlafen	23.5	12
Sonstiges (Sich Ausruhen, in die Natur gehen, Autogenes Training, Schlaftabletten)	7.8	4
Gar nichts tun	7.8	4

Tab. 15: Prozentwertangaben der durchgeführten Bewältigungsmaßnahmen bei Befindensstörungen von an Brustkrebs erkrankten Patientinnen nach einer Mastektomie (N = 51; Mehrfachnennungen waren möglich)

Bei den hier befragten Ptn überwogen Bewältigungsstrategien wie "sich selbst Mut machen", "sich bewußt ablenken", "mit dem Partner/den Freunden reden" (in absteigender Reihenfolge).

5. Wahrgenommene Auswirkungen der Erkrankung auf familiäres Umfeld, Beruf, Zukunft und Selbstbild

Die unterschiedlichen Operationsmethoden wirkten sich auf die Wahrnehmung der psychosozialen Folgen von Brustkrebs nicht aus. Dies war nach Durchsicht der Literatur zum Thema "Krankheitsbewältigung" (vgl. S. 46), die insbesondere auf die Bedeutung von individuellem Bewältigungsvermögen der Ptn und auf die Wichtigkeit einer guten Partnerbeziehung und sozialer Integration hinweist, auch nicht zu erwarten.

Zur Veranschaulichung der von den Ptn wahrgenommenen psychosozialen Folgen der Erkrankung vgl. Abbildung 5:

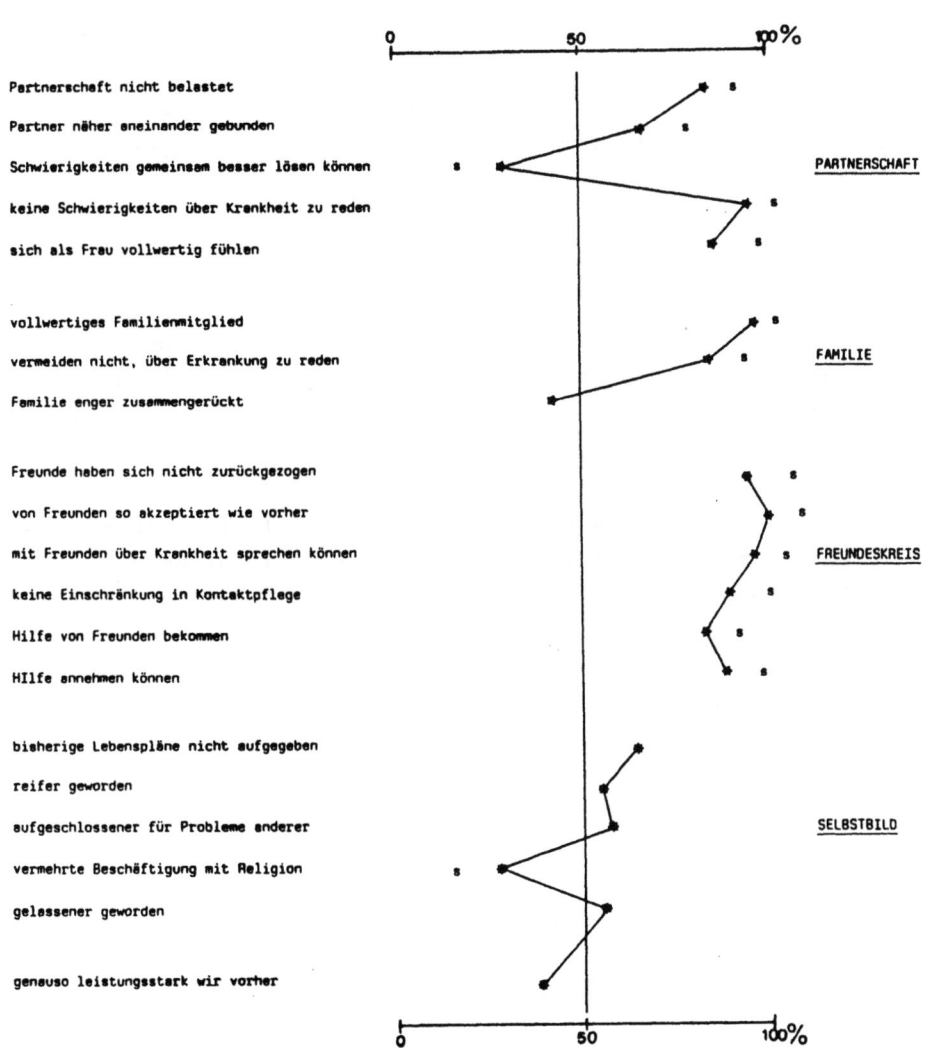

Abb. 5: Prozentwertangaben der wahrgenommenen positiven Auswirkungen einer Mamma-Karzinom-Erkrankung auf Partnerschaft, Familie, Freundeskreis und Selbstbild bei 64 Frauen nach einer Mastektomie (s = Abweichung vom mittleren Erwartungswert (= 50 %) mit 95prozentiger Wahrscheinlichkeit)

Die insgesamt sehr positiven Einschätzungen der psychosozialen Folgen stachen ins Auge. Es soll zunächst auf die wichtigste psychosoziale Ressource für Krankheitsbewältigung, nämlich die der Partnerschaft, eingegangen werden.

5.1 Partnerschaft

Die Ptn, die zum Zeitpunkt der Befragung mit einem Partner zusammenlebten, gaben an, vor der Operation mit ihrer Partnerbeziehung allgemein zufrieden gewesen zu sein (AM = 4.39, SD = 0.69, range = 3, N = 53). Diese Zufriedenheit nahm postoperativ noch zu (AM = 4.47, SD = 0.69, range = 3, N = 53). In keinem Fall kam es zu einer Verschlechterung der Partnerbeziehung, sondern in 7.5 % (N = 4) der Fälle zu einer leichten Verbesserung.

Ihre sexuelle Beziehung schätzten die Ptn ebenfalls positiv ein, wobei präoperativ ein signifikanter Gruppenunterschied zu verzeichnen war: Ptn mit BELLER'scher Operation waren vor dem medizinischen Eingriff zufriedener mit ihrer sexuellen Beziehung zum Partner (AM = 4.41, SD = 0.62, range = 2, N = 31) als Ptn mit einer PATEY-Operation (AM = 4.00, SD = 0.50, range = 2, N = 17; U-Test: $p \leq 0.02$). Dieser Befund kann mit dem höheren Alter bzw. eventuell auch mit stärker ausgeprägten Gewichtsproblemen in der "PATEY--Gruppe" in Verbindung gebracht werden. Während sich die Zufriedenheit mit der sexuellen Beziehung bei Ptn mit radikalerem Operationsverfahren postoperativ kaum verschlechterte (AM = 3.94, SD = 0.56, range = 2, N = 17), waren Ptn nach einer modifizierten subkutanen Mastektomie weniger zufrieden (AM = 3.97, SD = 1.18, range = 2, N = 29); WILCOXON-Test: $p \leq 0.04$), unter-

schieden sich jedoch nicht mehr von Ptn mit einer
Operation nach PATEY. Die Abnahme der sexuellen Zufriedenheit der Ptn mit einer Reduktionsmastektomie kann
als ausgangswertbedingt bezeichnet werden. Analysiert
man die Ergebnisse der Frauen, die berichteten, mit
ihrer sexuellen Beziehung völlig unzufrieden zu sein,
so ergaben sich folgende Gründe (Mehrfachnennungen waren
möglich): Von den 6 (= 10.9 %) Frauen wurde viermal angegeben, kein sexuelles Bedürfnis zu haben. Jeweils einmal wurde die "Angst vor Schmerzen bei der Berührung der
Brust", die "Angst vor dabei vermehrt ausgelösten Krankheitsängsten" und die "Schwierigkeit, etwas zu empfinden" genannt. Nur eine Patientin erwähnte Probleme bei
ihrem Partner (der Partner habe Angst, seine Frau zu
berühren bzw. der Partner habe kein Interesse).

Wir können den Schluß ziehen, daß alle Ptn postoperativ
sowohl mit ihrer allgemeinen Partnerschaft wie auch mit
ihrer sexuellen Beziehung recht zufrieden waren. Diese
Befunde stützen die in Abbildung 6 dargestellten Prozentwertangaben (die mit 's' versehenen Ergebnisse
deuten an, daß der errechnete Prozentwert mit 95prozentiger Wahrscheinlichkeit vom mittleren Erwartungswert (= 50 %) abwich; vgl. Mutungsintervalle von
Prozentwerten, KRIZ, 1973):

- durch die Erkrankung wurde die Partnerschaft nur
  in 17.0 % (N = 9) der Fälle belastet
- 34.0 % (N = 18) der Ptn gaben an, daß die Erkrankung
  ihren Partner und sie nicht näher aneinander gebunden hatte
- ausschließlich 5.7 % (N = 3) der Frauen hatte
  Schwierigkeiten, über die Karzinom-Erkrankung
  mit ihrem Partner zu sprechen
- 14.8 % (N = 9) der Ptn fühlten sich nach der
  Operation nicht als vollwertige Frau.

Schwierigkeiten konnten die Partner gemeinsam nicht besser lösen (70.6 %, N = 36). Eine solche Fähigkeit war auch nicht zu erwarten. Dieses Resultat deutet darauf hin, daß die Ptn bei der Befragung nicht sozial erwünscht reagierten.

Wir können also zusammenfassen, daß die Ptn ihre Partnerschaft in der Regel als voll funktionsfähig einschätzten und daß für die meisten der hier befragten Frauen eine der wesentlichsten Ressourcen für eine positive Krankheitsbewältigung vorhanden war.

5.2 Auswirkungen auf die Familie und den Freundeskreis

Ähnlich wie bei der Frage nach der Partnerschaft nahmen die Ptn in Bezug auf die Familie und den Freundeskreis negative Folgen der Erkrankung eher selten wahr. Die Ptn fühlten sich trotz der bösartigen Tumor-Erkrankung als vollwertiges Familienmitglied (95.2 %, N = 59), konnten sowohl mit ihrer Familie (84.1 %, N = 53) als auch mit den Bekannten (96.8 %, N = 61) über ihre Krankheit sprechen. Anders allerdings als in dem Bereich der Partnerschaft erlebten die meisten Ptn nicht, daß die Familie durch die Erkrankung enger zusammengeschweißt worden wäre (57.3 %, N = 34). Vom Freundeskreis fühlten sich die Ptn voll akzeptiert (100.0 %, N = 62), sie hatten Hilfe bekommen (80.3 %, N = 49), konnten in der Regel diese Hilfe auch gut annehmen (87.8 %, N = 43) und die Ptn fühlten sich durch die Krankheit auch nicht eingeschränkt, Beziehungen zu pflegen (88.7 %, N = 55).

Wir halten fest, daß Ptn, die zum Zeitpunkt der
Operation eine Partnerschaft bzw. Familie und einen
hinreichenden Freundeskreis besaßen, sich von einem
guten psychosozialen Netz gestützt fühlten.

Dagegen sahen sich 4.8 % (N = 3) seit ihrer Erkrankung
nicht mehr als vollwertiges Familienmitglied, 15.9 %
(N = 10) vermieden es, in ihrer Familie über ihre
Erkrankung zu reden, nur 3.2 % (N = 2) hatten erlebt,
daß Freunde sich nach ihrer Erkrankung zurückgezogen
hatten, 3.2 % (N = 2) konnten mit ihren Freunden nicht
über ihre Erkrankung sprechen und 19.7 % (N = 12) hatten
keinerlei Hilfe von Freunden bekommen.

5.3 Auswirkungen auf den Arbeitsbereich/den Beruf/ die allgemeine Leistungsfähigkeit

Von den untersuchten Frauen waren 29.3 % (N = 19) überhaupt berufstätig gewesen; von diesen Ptn hatten 21.1 %
(N = 4) zum Zeitpunkt der Befragung ihre Berufstätigkeit wieder aufgenommen. Der übrige Teil der Frauen
war Hausfrau oder bereits berentet/pensioniert. Deshalb
war die Analyse der beruflichen Folgen einer Erkrankung
an einem Mamma-Karzinom an dieser speziellen Stichprobe
nur schwer abzuschätzen. Viele Hausfrauen beantworteten
die Frage nach den täglichen Anforderungen am Arbeitsplatz nicht. Von denjenigen 13 Ptn, die auf diese
Frage reagierten, waren 23.1 % (N = 3) den täglichen
Anforderungen nicht gewachsen. 61.0 % (N = 36) der
Frauen gaben an, nicht mehr so leistungsstark wie
vorher zu sein. Unter Berücksichtigung der Ergebnisse
im Kapitel 4.3 kann gefolgert werden, daß die Ptn
sich durch ihre Erkrankung zwar körperlich eingeschränkt
fühlten, daß sie aber keine starken Leistungseinbußen
an sich wahrnahmen.

5.4 Auswirkungen auf die zukünftigen Planungen

Wichtige Vorhaben mußten nur bei 35.5 % (N = 22) der Frauen aufgegeben werden. Dabei rangierten Reisen, Urlaub mit 11 Nennungen an erster Stelle (dies entspricht 50.0 % der Betroffenen); an zweiter Stelle folgten mit 7 Angaben Einschränkungen im Berufsfeld (32.0 %; Wiederaufnahme eines Berufes, Berufswechsel, Aufnahme einer Teilzeitbeschäftigung); danach wurden familiäre Aktivitäten wie Feste, Besuche und Hobbies (Schwimmen, Stricken, Nähen, Theaterbesuche) mit 3 Nennungen (= 14.0 %) genannt. Der überwiegende Teil mußte sich im Hinblick auf Lebensplanungen nicht einschränken.

5.5 Auswirkungen auf das Selbstbild

Die Prozentwertangaben zu dieser Thematik fielen in das Konfidenzintervall des mittleren Erwartungswertes mit einer Ausnahme: Nur 28.3 % (N = 17) der Ptn berichteten von einer durch die Erkrankung bedingten intensiven Auseinandersetzung mit der Religion, was umgekehrt den Schluß zuläßt, daß der überwiegende Teil sich nicht vermehrt mit religiösen Themen beschäftigte. Dieses Ergebnis erstaunte insofern, als ein Mamma-Karzinom eine vital bedrohliche Erkrankung darstellt, von der angenommen werden kann, daß sie die Ptn in erhöhtem Maße dazu bringt, sich Sinnfragen des eigenen Lebens zuzuwenden. Anscheinend hatten die Ptn zum Zeitraum der Befragung primär andere Bewältigungsaufgaben durchzustehen, bevor sie sich mit Sinnfragen auseinandersetzen konnten.

6. Determinanten des Körpererlebens

In den bisherigen Ergebnisbeschreibungen wurde der Hauptdeterminanten von Körpererleben "Art des Operationsverfahrens" Rechnung getragen. Immer unter Berücksichtigung dieses Faktors sollen nun weitere Determinanten auf ihren Einfluß untersucht werden (vgl. 2 x 2-Varianzanalysen):

Einige mögliche Einflußvariablen schieden aufgrund zu geringer Zellbesetzungen für die Berechnung aus:

- Karzinom-Befund
- Art des momentanen Berufes
- Berufsausbildung
- Familienstand
- Zusammenleben mit dem Partner
- Geburt eines Kindes
- Stillerfahrung

Variablen, bei denen eine zweifache Varianzanalyse berechnet werden konnte, waren:

- Alter
- Schulbildung
- präoperative Körbchengröße des BH's als Maß der präoperativen Brustgröße
- objektiv/subjektiv wahrgenommenes Körpergewicht
- zeitlicher Abstand zu der Operation
- Chemotherapie

Die Richtung des Einflusses der Determinanten kann wie folgt beschrieben werden:

6.1 Alter

Bei der Trennung der Gruppen am Altersmedian (MED = 50 Jahre) wurde beobachtet:
Ältere Frauen waren mit dem Operationsergebnis zufriedener als jüngere ($F = 4.58$, $p \leq 0.04$), unabhängig von der Art des Operationsverfahrens. Auf alle anderen Items des Körpererlebens hatte das Alter der Ptn erstaunlicherweise keinen Einfluß.

6.2 Schulbildung

Bei der Analyse niedrigerer (= Volksschulbildung) versus höherer Schulbildung (Mittlere Reife, Handelsschule) fanden sich folgende Resultate: Unabhängig von der Operationsart berührten Ptn mit einer höheren Schulbildung ihre Narbe zwischen 5 - 9 Tage eher, d. h. setzten sich einer Selbstkonfrontation zeitiger aus als Ptn mit einer niedrigeren Schulbildung ($F = 7.25$, $p \leq 0.009$). Zudem fühlten sich Ptn mit einem höheren Schulabschluß bei der ersten Berührung der Narbe wohler und konnten sie besser akzeptieren als Ptn mit einem niedrigeren Schulabschluß ($F = 7.25 - 5.13$, $p \leq 0.03 - 0.009$). Ebenso erlebten Ptn mit einer höheren Schulbildung das Betrachten ihrer Narbe durch den Partner valenzpositiver ($F = 7.69$, $p \leq 0.008$) und ließen ihre Partner die Narbe ca. 12 - 15 Tage früher berühren als Frauen mit einer niedrigeren schulischen Ausbildung ($F = 4.89$, $p \leq 0.04$).

Unabhängig von den chirurgischen Behandlungsmethoden schätzten sich Ptn mit einem höheren Bildungsniveau präoperativ als gesünder ein ($F = 3.95$, $p \leq 0.05$); dieser Effekt verschwand bei der postoperativen Einschätzung. Ptn mit einem höheren Bildungsniveau fühl-

ten sich nach der Operation wohler in ihrem Körper
(F = 8.55, p ≤ 0.005) und hatten geringere negative
Veränderungen bzgl. der Zufriedenheit mit dem Aussehen der Brüste sowie der Attraktivität (F = 3.81 -
5.14, p ≤ 0.05 - 0.03).

6.3 Präoperative Brustgröße

Frauen mit kleinen bzw. normalgewichtigen Brüsten
waren präoperativ zufriedener mit dem Aussehen ihrer
Brüste (F = 7.44, p ≤ 0.009). Bei der postoperativen
Befragung verschwand dieser Effekt. Die präoperative
Brustgröße stand in signifikanter Wechselwirkung mit
der Art des Operationsverfahrens: Die Zufriedenheit
mit dem Aussehen der Brüste verschlechterte sich dann
am wenigsten, wenn die Frauen präoperativ unter übergewichtigen Brüsten litten und eine Reduktionsmastektomie erhalten hatten, bzw. wenn die Ptn mit eher kleinen Brüsten vor der Operation sich einem medizinischen
Eingriff nach PATEY unterziehen mußten (F = 8.05,
p ≤ 0.006).

6.4 Objektiv/subjektiv wahrgenommenes Körpergewicht

Wider Erwarten unterschieden sich objektiv übergewichtige Ptn von normalgewichtigen nicht in Variablen des
Körpererlebens. Dagegen ließen sich in den subjektiven
Gewichtseinschätzungen bedeutsame Unterschiede feststellen: Ptn, die sich als übergewichtig erlebten,
gaben an, vor wie nach der Operation mit dem Gesamtaussehen ihres Körpers unzufriedener zu sein als
Frauen, die sich als normalgewichtig einschätzten
(F = 11.04 bzw. 5.87, p ≤ 0.02 - 0.002). Dieses
Ergebnis stand in keinem Zusammenhang mit den
speziellen Operationsmethoden.

Auf drei anderen Meßvariablen zur Körpererfahrung zeigten sich ferner zwischen subjektiver Gewichtseinschätzung und speziellem chirurgischen Eingriff signifikante Interdependenzen, welche alle in eine ähnliche Richtung wiesen:

- Ptn mit PATEY-Operation, die sich als übergewichtig einschätzten, benötigten längere Zeit, bis sie ihrem Partner erlaubten, ihre Brust zu berühren. Das h., daß normalgewichtige Frauen ihre Partner mit dem veränderten Aussehen ihrer Brüste eher konfrontierten. Bei den Ptn mit Operation nach BELLER zeigte sich das genau entgegengesetzte Resultat: Hier waren es gerade übergewichtige Frauen, die eine Erstkonfrontation des Partners durch Berühren ihrer Narbe schneller schafften; Ptn mit Normalgewicht benötigten längere Zeit ($F = 8.19$, $p \leq 0.008$).
- Ptn mit Operation nach PATEY, die sich als normalgewichtig erlebten, wußten ihr Leben nach dem medizinischen Eingriff deutlich besser zu schätzen als übergewichtige Ptn. Bei Ptn mit Reduktionsmastektomie waren es übergewichtige Frauen, die ihr Leben besser genießen konnten, währenddessen normalgewichtige Frauen hierin ein Problem sahen ($F = 5.67$, $p \leq 0.02$).
- Des weiteren lehnten Ptn mit PATEY-Operation und Übergewicht ihren Körper nach der Operation eher ab; bei Frauen mit BELLER'scher Operation war ein umgekehrter Befund zu beobachten: Gerade Übergewichtige konnten ihren Körper besser akzeptieren als Normalgewichtige ($F = 6.26$, $p \leq 0.02$).

6.5 Zeitlicher Abstand zur Operation

Der Einfluß des zeitlichen Abstands zur Operation konnte nur bei 2 Meßvariablen nachgewiesen werden: Ptn, deren Operation länger als 4 Monate zurücklag, gaben unabhängig von der Mastektomie-Methode an,

- präoperativ zufriedener mit dem Gesamtaussehen des Körpers gewesen zu sein ($F = 5.77$, $p \leq 0.02$)
- sich postoperativ attraktiver zu fühlen ($F = 5.66$, $p \leq 0.02$).

6.6 Chemotherapie

Ptn mit einer Chemotherapie fühlten sich weniger gesund nach der Operation als Ptn ohne eine Chemotherapie ($F = 3.98$, $p \leq 0.05$). Dabei spielte es keine Rolle, welchem Operationsverfahren sich die Ptn unterzogen hatten. Diese Beobachtung erstaunte nicht, da Nebeneffekte der Zytostasebehandlung das körperliche Wohlbefinden von Patienten grundsätzlich stark beeinträchtigt. Es muß vielmehr verwundern, daß das Körpererleben der Ptn, die eine Chemotherapie erhalten hatten, nicht stärker beeinflußt worden war.

7. Faktorenstruktur der Meßvariablen zum postoperativen Körpererleben und zur Krankheitsbewältigung

Von einer Faktorenanalyse wurden die 6 Items, die Körperbeschwerden maßen (u. a. Narbenschmerzen, Parästhesien, Phantombeschwerden), ausgeschlossen, da sie

- nur geringe Homogenität untereinander besaßen (Die Korrelationskoeffizienten erreichten keinen Wert über .30; dies deutete an, daß mit den Meßvariablen zu den Körperbeschwerden sehr unterschiedliche Aspekte gemessen wurden.)
- mit Ausnahme des Items "Narbenschmerzen" nur geringe oder keine Interkorrelationen mit Meßvariablen des postoperativen Körpererlebens, der Befindensstörungen sowie der Bewältigung von Diagnose und Mastektomie aufwiesen.

Da die Messung der Narbenschmerzen eine Sonderstellung einnahm, soll hier kurz auf sie eingegangen werden:

- Ptn mit starken Narbenschmerzen fühlten sich eher krank ($r_{Rangkorr.}$ = -.40; $p \leq 0.001$)
- je weniger Ptn unter starken Narbenschmerzen litten, um so positiver schätzten sie ihr Befinden ein ($r_{Rangkorr.}$ = 0.38 - 0.56; $p \leq 0.001 - 0.000$)
- Ptn mit Narbenschmerzen dachten häufiger an die Operation ($r_{Rangkorr.}$ = 0.33; $p \leq 0.005$), aber nicht vermehrt an ihre Diagnose(!)
- je weniger Ptn Narbenschmerzen angaben, um so emotional positivere Reaktionen zeigten sie bei den Gedanken um die Diagnose und die Operation ($r_{Rangkorr.}$ = -0.24 bis -0.40; $p \leq 0.04 - 0.003$).

Eine Faktorenanalyse über interkorrelative Zusammenhänge zwischen postoperativem Körpererleben und Befinden als auch der Güte der Bewältigung von Diagnose und Mastektomie erbrachte eine 7-Faktorenlösung, mit der 68.8 % der Gesamtvarianz aufgeklärt werden konnten. Die Faktorenstruktur mit ihren Hauptmarkierungsvariablen und Faktorbenennungen kann Tabelle 16 entnommen werden:

Faktor I: **Krankheitserleben**
(erklärte Varianz = 29.7 %)

Markierungsvariablen	Faktorladungen	
Sich leiden können	.75	
Sich gesund fühlen	.75	
Allgemein erschöpft	-.70	
Häufiges Denken an die Diagnose	-.66	
Niedergeschlagen	-.61	(-.42 auf IV)
Voller innerer Unruhe	-.50	(-.42 auf IV) (.50 auf V)
Hilflos	-.49	

Faktor II: **Positive Bewältigung von Diagnose/Operation**
(erklärte Varianz = 10.7 %)

Markierungsvariablen	Faktorladungen
Zuversichtlich sein bei dem Gedanken an die Diagnose	.91
Zuversichtlich sein bei dem Gedanken an die Mastektomie	.76
Unbekümmert sein bei dem Gedanken an die Diagnose	.75
Unbekümmert sein bei dem Gedanken an die Mastektomie	.61

Faktor III:	**Zufriedenheit mit dem Aussehen** (erklärte Varianz = 7.4 %)
Markierungsvariablen	Faktorladungen
Zufrieden mit dem Aussehen der Brüste	.84
Zufrieden mit dem Gesamtaussehen des Körpers	.80
Zufrieden mit dem Operations-Ergebnis	.78
Genießen des Lebens	.45 (.44 auf IV)

Faktor IV:	**Erleben eigener Attraktivität** (erklärte Varianz = 6.0 %)
Markierungsvariablen	Faktorladungen
Attraktivität	.64
Leicht reizbar	-.62
Sich wohl fühlen im Körper	.42 (-.36 auf V)

Faktor V:	**Körperfeindliche Einstellung** (erklärte Varianz = 5.5 %)
Markierungsvariablen	Faktorladungen
Körper akzeptieren	-.83 (-.41 auf I)
Schlaflosigkeit	.48 (-.41 auf I)

Faktor VI:	Zufriedenheit mit der Partnerschaft (erklärte Varianz = 4.9 %)
Markierungsvariablen	Faktorladungen
Zufrieden mit der Partnerschaft	.61 (.60 auf IV)
Häufiges Denken an die Operation	.61

Faktor VII:	Zufriedenheit mit der sexuellen Beziehung (erklärte Varianz = 4.5 %)
Markierungsvariablen	Faktorladungen
Betonen des Körpers	.74
Zufrieden mit der sexuellen Beziehung zum Partner	.64

Tab. 16: 7-Faktorenstruktur der Items zum postoperativen Körpererleben, zu Befindensstörungen und zur Bewältigung von Diagnose und Mastektomie bei 64 brustkrebserkrankten Frauen

Der Generalfaktor I "Krankheitserleben", der fast 30 % der Gesamtvarianz erklärte, zielte darauf ab, daß an Mamma-Karzinom leidende Ptn, die sich krank fühlten, eine geringe Selbstakzeptanz aufwiesen (die Ptn konnten sich selbst schlecht leiden). Dieser Sachverhalt verdeutlicht erneut, daß Krankheitserfahrungen eng gekoppelt sind an Selbstwertminderungen. Zudem zeigte Faktor I, daß Krankheitserfahrung mit ausgeprägten Befindensstörungen wie "erschöpft, niedergeschlagen, innerlich unruhig, hilflos sein" einhergeht. Ferner dachten Ptn, die sich eher krank erlebten, häufiger an ihre Krebsdiagnose, als Ptn, die sich als eher gesund einschätzten.

Faktor II beschrieb die positive Bewältigung von Diagnose und Operation. Ptn, die bei der mentalen Beschäftigung mit ihrem medizinischen Eingriff zuversichtlich und unbekümmert blieben, reagierten gefühlsmäßig ähnlich positiv auf Gedanken um ihre Diagnose. Möglicherweise kann die emotionale Belastung durch Diagnose und Mastektomie als ein generelles Maß für die Güte der Bewältigung der Krebserkrankung angesehen werden, da davon auszugehen ist, daß Ptn, die bei der gedanklichen Auseinandersetzung mit ihrer Diagnose und Mastektomie in Panik geraten, nicht so erfolgreiche Bewältigungsstrategien zur Verfügung haben wie Ptn mit emotional ausgewogeneren Reaktionen.

Faktor III konnte als Faktor der Zufriedenheit mit dem Aussehen bezeichnet werden. Interessant erschien in diesem Kontext, daß Zufriedenheit mit dem eigenen äußeren Erscheinungsbild mit dem Gefühl, sein Leben genießen zu können, viel zu tun hat.

Faktor IV machte deutlich, daß das Erleben der persönlichen Attraktivität mit dem sich wohl fühlen im eigenen Körper und einer geringen Reizbarkeit einhergeht.

Faktor V markierte eine körperfeindliche Einstellung: Ptn, die ihren Körper ablehnten, litten unter starker Schlaflosigkeit. Beide Markierungsvariablen besaßen allerdings Doppelladungen von -0.41 auf Faktor I; das bedeutete, daß starkes Krankheitserleben zum Ablehnen des eigenen Körpers und ausgeprägten Befindensstörungen führt.

Faktor VI zeigte, daß die Zufriedenheit mit der Partnerschaft mit einem häufigeren Denken an die Operation gekoppelt war. Dieser Befund erstaunte, ist jedoch damit zu erklären, daß der verstümmelnde Eingriff der Operation nur dann ins Bewußtsein gehoben werden kann, wenn die Partnerschaft hinreichende Stabilität und Stärke vermittelt. Mit der Partnerschaft unzufriedene Ptn müssen diese Gedanken wahrscheinlich verdrängen. Die Häufigkeit der Gedanken um die Operation und die Diagnose stand in keinem Zusammenhang mit der emotionalen Belastung durch diese beiden Stressoren (vgl. Faktor II).

Faktor VII gab die Zufriedenheit mit der sexuellen Beziehung zum Partner wider: Ptn, die mit ihr zufrieden waren, trauten sich eher, den Körper zu betonen, als Ptn, die diese emotionale Sicherheit nicht besaßen.

8. Diskrimination der beiden klinischen Gruppen

Zur Abklärung der Frage, ob sich bei den mit verschieden radikalen Operationsverfahren behandelten Gruppen ein signifikanter Gruppenunterschied bzgl. des Körpererlebens finden ließ, wurde eine einfache sequentielle Diskriminanzanalyse gerechnet. Neun Variablen erlaubten eine bestmögliche Trennung beider klinischer Gruppen. Die Diskriminanzstärke der Diskriminanzfunktion war ausreichend, wenn auch nicht optimal (Wilks-Lambda = 0.55, $p \leq 0.003$; kanonische Korrelation CR = 0.67; der Prozentsatz der durch die Gruppenzugehörigkeit zu erklärenden Streuung der Diskriminanzwerte betrug 45.0 %). Bei dem Versuch, die vorgegebenen Gruppen mittels gefundener diskriminatorischer Variablen zu reklassifizieren, wurden 77.6 % der Fälle richtig, 13 von 64 falsch zugeordnet. Die Trennvariablen und deren Bedeutung können Tabelle 17 auf der nächsten Seite entnommen werden.

Im Vergleich zu Ptn mit einer PATEY-Operation waren Ptn mit einer brusterhaltenden Operation nach BELLER überraschter bei ihrer visuellen Erstkonfrontation mit der Narbe und das Operationsergebnis gefiel ihnen besser; sie waren in der Regel zufriedener mit dem Aussehen ihrer Brüste, fühlten sich attraktiver und konnten ihr Leben besser genießen; sie litten dagegen in der Tendenz unter vermehrten Narbenschmerzen, empfanden sich als hilfloser und erfuhren eine größere negative Veränderung (= Differenzwertmessung) ihres Gesamtaussehens, wobei das letzte Ergebnis als Meßartefakt gewertet werden muß (vgl. S. 109).

Diskriminatorische Variablen	Diskriminatorische Bedeutung
Hilflos	16.70 %
Die Narbe gefiel beim ersten Sehen	15.48 %
Genießen des Lebens	14.00 %
Überrascht sein beim ersten Sehen der Narbe	13.41 %
Attraktivität	11.10 %
Zufrieden mit dem Aussehen der Brüste	9.21 %
Narbenschmerzen	7.83 %
Differenzwert "Zufrieden mit dem Gesamtaussehen des Körpers"	6.66 %

Tab. 17: Diskriminatorische Variablen des Körpererlebens und deren prozentualer Beitrag bei der optimalen Trennung der klinischen Gruppen mit unterschiedlich radikalen Mastektomie-Methoden (bilaterale brusterhaltende Operation nach BELLER, N = 38; modifizierte radikale Operation nach PATEY, N = 26)

9. **Vergleich der an Mamma-Karzinom erkrankten Frauen mit den Probandinnen der Kontrollgruppen**

Bei den Kontrollgruppenvergleichen stand die Frage im Vordergrund, in welchem Ausmaß Frauen, die sich keinem, das Körperschema stark veränderndem Operationsverfahren hatten unterziehen müssen, ebenfalls unter Beeinträchtigungen des Körpererlebens litten. Von diesen Ergebnissen wurde erwartet, daß Befunde der klinischen Stichprobe relativiert und normativ besser eingeordnet werden konnten.

9.1 **Vergleich mit internistischen und übergewichtigen Patientinnen**

9.1.1 **Allgemeines Körpererleben**

Abbildung 6 gibt einen Überblick über die durchschnittlichen Ausprägungen der Items zum Körpererleben der nach (präoperativer) Brustgröße, Familienstand, Schulbildung und Alter parallelisierten Gruppen:

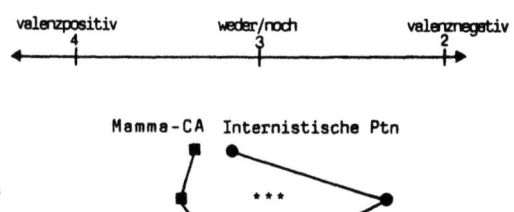

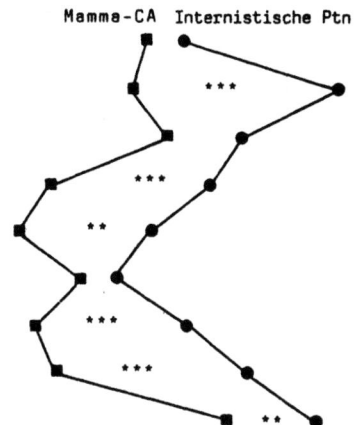

Abb. 6: Vergleich der durchschnittlichen Ausprägungen der Items zum Körpererleben von brustkrebserkrankten Frauen nach einer Mastektomie und der Kontrollgruppe internistischer/übergewichtiger Patientinnen (parallelisiert nach (präoperativer) Brustgröße, Familienstand, Schulbildung und Alter, N = 30;
* : $p \leq .05$; ** : $p \leq .01$; *** : $p \leq .001$)

Beim ersten Kontrollgruppenvergleich fiel sofort ins Auge, daß internistische und übergewichtige Frauen ihren Körper stärker ablehnten als Frauen, die eine vor ca. vier Monaten erfolgte Mastektomie zu verarbeiten hatten. Die Gruppen waren ähnlich zufrieden mit dem Aussehen ihrer Brüste und ihrer Attraktivität. Auch fühlten sich die befragten Personen beider Gruppen erstaunlicherweise in einem gleichen Ausmaß gesund. Dagegen waren die internistischen Ptn unzufriedener mit dem Gesamtaussehen ihres Körpers, konnten sich weniger gut leiden, genossen ihr Leben weniger, konnten ihren Körper, in dem sie sich eher unwohl fühlten, weniger gut akzeptieren und betonten ihn auch weniger als brustkrebserkrankte und mastektomierte Frauen (U-Test: p ≤ 0.000 - 0.0005).

9.1.2 Befindensstörungen

Abbildung 7 veranschaulicht die durchschnittlichen Häufigkeiten der Befindensstörungen in beiden Gruppen:

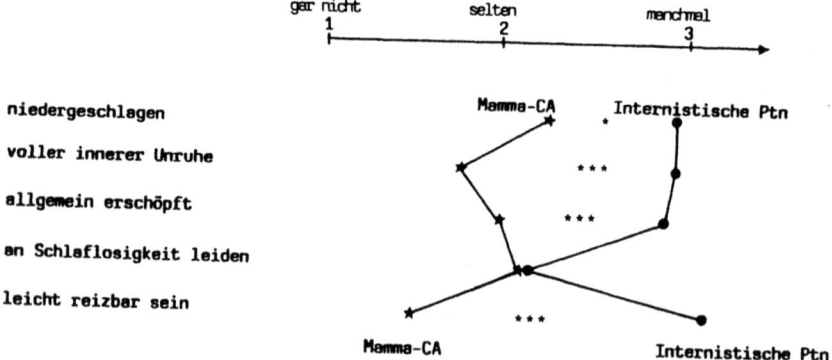

Abb. 7: Vergleich durchschnittlicher Häufigkeiten der Befindensstörungen von brustkrebserkrankten Frauen nach einer Mastektomie und der Kontrollgruppe internistischer/übergewichtiger Patientinnen (parallelisiert nach (präoperativer) Brustgröße, Familienstand, Schulbildung und Alter, N = 30; * : p < .05; ** : p < .01; *** : p ≤ .001)

Internistische und übergewichtige Ptn berichteten
signifikant häufiger über Befindensstörungen (sie
waren niedergeschlagener, erschöpfter, reizbarer und
litten unter stärkerer innerer Unruhe (vgl. U-Test:
$p \leq 0.02 - 0.000$)). Eine Ausnahme bildeten die Schlafstörungen, von denen beide Gruppen eher selten betroffen
waren. Auffällig war, daß sich brustkrebserkrankte
Frauen als überhaupt nicht reizbar erlebten; demgegenüber gaben übergewichtige Ptn mit internistischen Problemen Reizbarkeit als häufigste Befindensstörung an.

9.1.3 Körperbezogenes Verhalten

Die graphische Abbildung auf der nächsten Seite verdeutlicht die Ergebnisse des Kontrollgruppenvergleiches
bzgl. des körperbezogenen Verhaltens.

Im Vergleich zu operierten brustkrebserkrankten Frauen
schenkten internistische und übergewichtige Ptn ihrer
Ernährung weniger Beachtung, kleideten sich dafür
sorgfältiger und beschäftigten sich vermehrt mit der
Körperpflege (U-Test: $p \leq 0.04 - 0.000$).

Bezüglich sportlicher Aktivitäten ergab sich kein
signifikanter Gruppenunterschied.
Bei beiden Gruppen schien zu gelten, daß die Ptn
demjenigen Verhaltensbereich die geringste Aufmerksamkeit widmeten, der für sie am problematischten
geworden war: Übergewichtige mieden eine bewußte
Ernährung, mastektomierte Frauen eine vermehrte
Körperpflege.

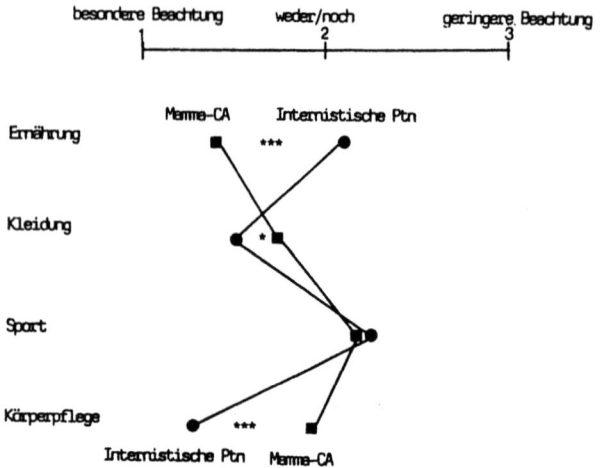

Abb. 8: Vergleich der durchschnittlichen Ausprägungen der Items zum körperbezogenen Verhalten von brustkrebserkrankten Frauen nach einer Mastektomie und der Kontrollgruppe internistischer/ übergewichtiger Patientinnen (parallelisiert nach (präoperativer) Brustgröße, Familienstand, Schulbildung und Alter, N = 30; * : p $\leq$ .05; ** : p $\leq$ .01; *** : p $\leq$ .001)

9.2 Vergleich mit gesunden und jungen Frauen

9.2.1 Allgemeines Körpererleben

Abbildung 9 zeigt, daß brustkrebserkrankte Frauen sich in ihrem Körpererleben nicht wesentlich von dem gesunder und junger Frauen unterschieden:

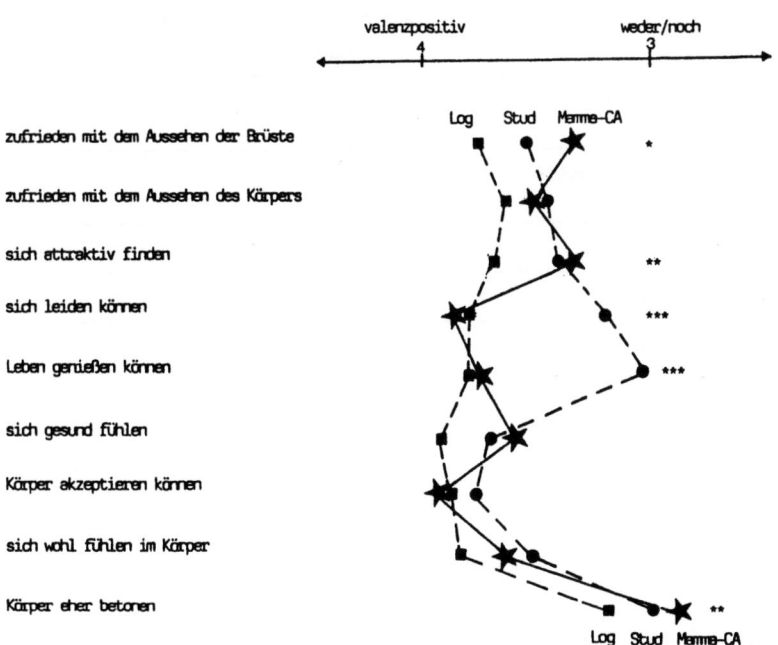

Abb. 9: Vergleich der durchschnittlichen Ausprägungen der Items zum Körpererleben von brustkrebserkrankten Frauen nach einer Mastektomie (N = 64) und den Kontrollgruppen Log (= Studentinnen der Logopädie, N = 41) und Stud (= Studentinnen der Humanmedizin, N = 31);
* : $p \leq .05$; ** : $p \leq .01$; *** : $p \leq .001$

Brustkrebserkrankte Frauen waren mit dem Gesamtaussehen ihres Körpers ebenso zufrieden wie die Frauen beider Kontrollgruppen. Sie fühlten sich ähnlich gesund (!) und wohl in ihrem Körper und sie konnten ihren Körper ebenso gut akzeptieren wie jüngere Frauen. Die nachstehende Tabelle 18 gibt Aufschluß über die statistisch abgesicherten Gruppenunterschiede:

	p-Wert-Tabelle (U-Test)	
	CA - Log	CA - Stud
Zufrieden mit dem Aussehen der Brüste	0.02	-
Zufrieden mit dem Gesamtaussehen des Körpers	-	-
Attraktivität	0.005	-
Sich leiden können	-	0.000
Genießen des Lebens	-	0.005
Sich gesund fühlen	-	-
Körper akzeptieren	-	-
Sich wohl fühlen im Körper	-	-
Körper betonen	0.005	-

Tab. 18: Signifikanzwerte des U-Testes beim Vergleich der durchschnittlichen Ausprägungen der Items zum Körpererleben der klinischen Gruppe brustkrebserkrankter Frauen (= CA, N = 64) und den Kontrollgruppen Log (= Studentinnen der Logopädie, N = 41) und Stud (= Studentinnen der Humanmedizin, N = 31)

Im Vergleich zu Studentinnen der Logopädie galt für brustkrebserkrankte und mastektomierte Frauen, daß sie

- unzufriedener waren mit dem Aussehen ihrer Brüste
- ihre Attraktivität niedriger einschätzten
- ihren Körper weniger betonten.

Im Vergleich zu Medizinstudentinnen konnten Mamma-Karzinom-Ptn

- sich signifikant besser leiden
- ihr Leben weit besser genießen.

Wir können also konstatieren, daß brustkrebserkrankte Frauen hinsichtlich ihres Körpererlebens am meisten den Studentinnen der Logopädie ähnelten, nur daß sie brustbezogenes Aussehen und ihre Attraktivität geringer einschätzten sowie ihren Körper weniger betonten. Im Vergleich zur klinischen Gruppe wiesen dagegen Medizinstudentinnen eher negative Körperkonzepte auf.

9.2.2 Befindensstörungen

Abbildung 10 verdeutlicht Resultate des Kontrollgruppenvergleichs bezgl. der Häufigkeit von Befindensstörungen:

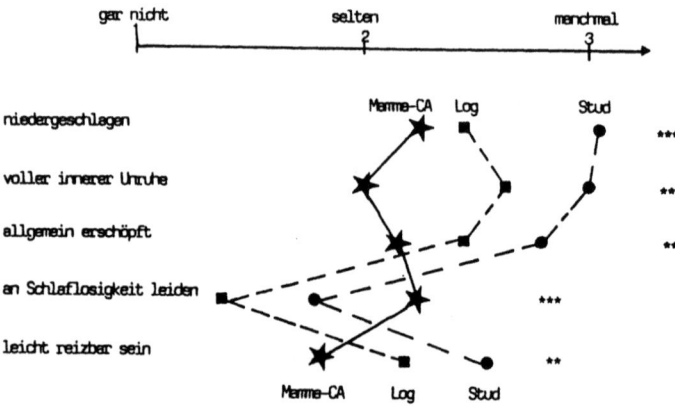

Abb. 10: Vergleich der durchschnittlichen Ausprägungen der Items der Befindensstörungen von brustkrebserkrankten Frauen nach einer Mastektomie (= CA, N = 64) und den Kontrollgruppen Log (= Studentinnen der Logopädie, N = 41) und Stud (= Studentinnen der Humanmedizin, N = 31)

Die jungen Frauen, insbesondere die Medizinstudentinnen, litten weit häufiger unter Befindensstörungen als brustkrebserkrankte und operierte Frauen. In Tabelle 19 sind die einzelnen signifikanten Gruppenunterschiede aufgelistet:

	p-Wert-Tabelle (U-Test)	
	CA - Log	CA - Stud
Niedergeschlagen	-	0.000
Voller innerer Unruhe	0.004	0.000
Allgemein erschöpft	-	0.01
Schlaflosigkeit	0.000	-
Leicht reizbar	0.01	0.000

Tab. 19: Signifikanzwerte des U-Testes beim Vergleich der durchschnittlichen Ausprägungen der Items zu den Befindensstörungen der klinischen Stichprobe brustkrebserkrankter Frauen (= CA, N = 64) und den Kontrollgruppen Log (= Studentinnen der Logopädie, N = 41) und Stud (= Studentinnen der Humanmedizin, N = 31)

9.2.3 Körperbezogenes Verhalten

Auf der nächsten Seite veranschaulicht Abbildung 11 die Unterschiede in Bezug auf das körperbezogene Verhalten zwischen klinischer Stichprobe und der Gruppe junger und gesunder Frauen.

Im Kontrast zu den gesunden Kontrollgruppen zeigte sich, daß brustkrebserkrankte Ptn vermehrt auf ihre Ernährung achteten (dieser Unterschied konnte bei dem Vergleich mit der Gruppe der Studentinnen der Logopädie statistisch abgesichert werden, vgl. U-Test: $p \leq 0.02$) und ihre Körperpflege eher ignorierten (signifikanter Gruppenunterschied zu beiden Kontrollgruppen, vgl. U-Test: $p \leq 0.000$). Im Hinblick auf die Kleidung und die sportlichen Betätigungen ließen sich keine signifikanten Gruppenunterschiede feststellen.

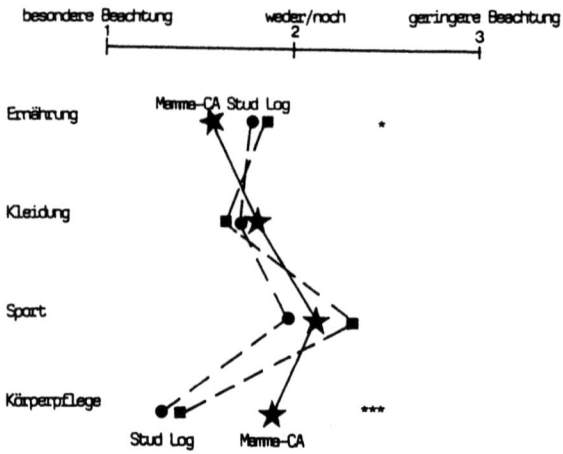

Abb. 11: Vergleich der durchschnittlichen Ausprägungen der Items zum körperbezogenen Verhalten von brustkrebserkrankten Frauen (= CA, N = 64) und den Kontrollgruppen Log (= Studentinnen der Logopädie, N = 41) und Stud (= Studentinnen der Humanmedizin, N = 31)

9.3 Faktorenstruktur der Meßvariablen zum Körpererleben in den drei Kontrollgruppen

Faktorenanalysen über die Meßvariablen zum Körpererleben erbrachten für die drei Kontrollgruppen unterschiedliche Faktorenlösungen. Die jeweiligen optimalen Faktorenstrukturen sollen im Folgenden besprochen werden.

Tabelle 20 gibt für die Gruppe der internistischen und übergewichtigen Frauen Aufschluß über die Faktorenstruktur:

Faktor I: **Erleben eigener Attraktivität**
(erklärte Varianz = 30.2 %)

Markierungsvariablen	Faktorladungen
Betonen des Körpers	.85
Attraktivität	.70
Voller innerer Unruhe	-.67

Faktor II: **Gewichtsbewertung**
(erklärte Varianz = 14.9 %)

Markierungsvariablen	Faktorladungen
Abweichung vom Sollgewicht	-.91
Subjektive Gewichtseinschätzung	.82
Niedergeschlagen	.62

Faktor III:	**Erlebte Gesundheit** (erklärte Varianz = 10.4 %)
Markierungsvariablen	Faktorladungen
Sich gesund fühlen	.86
Genießen des Lebens	.64
Sich wohl fühlen im Körper	.60

Faktor IV:	**Befindensstörungen** (erklärte Varianz = 10.0 %)
Markierungsvariablen	Faktorladungen
Allgemein erschöpft	.71
Zufrieden mit dem Aussehen der Brüste	.68
Leicht reizbar	.66
Schlaflosigkeit	.64

Faktor V:	**Selbstakzeptanz** (erklärte Varianz = 7.5 %)
Markierungsvariablen	Faktorladungen
Sich leiden können	.74
Zufrieden mit dem Gesamtaussehen des Körpers	.71
Körper akzeptieren	.57

Tab. 20: 5-Faktorenstruktur der Meßvariablen zum Körpererleben bei den internistischen und übergewichtigen Patientinnen (N = 30)

Die 5 Faktoren umfaßten 72.9 % der Gesamtvarianz, wobei Faktor I "Erleben eigener Attraktivität" den größten Teil (= 30.2 %) erklärt. Interessant erschien, daß Frauen, die ihre Attraktivität gering einschätzten, starke innere Unruhe empfanden und den Körper eher verbargen.

Faktor II als Faktor der Gewichtsbewertung zeigte eine hohe Ladung des Befindensitems "Niedergeschlagen", was bedeutet, daß die internistischen und übergewichtigen Ptn um so depressiver reagierten, je mehr sie unter Übergewicht litten.

Faktor III als Faktor des Gesundheitserleben wies darauf hin, daß Frauen, die sich als gesund wahrnahmen, ihr Leben besser genießen konnten und sich auch wohler in ihrem Körper fühlten. Dagegen klagten Frauen, die sich eher als krank einschätzten, nicht über vermehrte Befindensstörungen, wie dies typisch für die Ptn der klinischen Stichprobe war (vgl. S. 133).

Im Kontext hierzu bildeten die Befindensstörungen bei dieser Kontrollgruppe einen eigenen Faktor IV.

Faktor V stellte einen Faktor der Selbstakzeptanz dar. Während "sich leiden können" bei der klinischen Gruppe mit "sich gesund fühlen" einherging, schien die Selbstakzeptanz der internistischen und übergewichtigen Frauen eng damit verbunden zu sein, wie zufrieden die Ptn mit ihrem körperlichen Aussehen waren und wie gut sie ihren Körper insgesamt akzeptieren konnten.

Bei der zweiten Kontrollgruppe Log (= Studentinnen der Logopädie) erwies sich eine 4-Faktorenlösung als optimal. Tabelle 21 veranschaulicht die Faktorenlösungen:

Faktor I: **Allgemeines Körpererleben**
(erklärte Varianz = 37.3 %)

Markierungsvariablen	Faktorladungen
Sich gesund fühlen	.85
Sich leiden können	.80
Körper akzeptieren	.74
Sich wohl fühlen im Körper	.63
Genießen des Lebens	.58
Allgemein erschöpft	-.50

Faktor II: **Befindensstörungen**
(erklärte Varianz = 15.7 %)

Markierungsvariablen	Faktorladungen
Schlaflosigkeit	.74
Voller innerer Unruhe	.72
Niedergeschlagen	.67
Leicht reizbar	.67

Faktor III:	**Gewichtsbewertung** (erklärte Varianz = 7.9 %)
Markierungsvariablen	Faktorladungen
Subjektive Gewichtseinschätzung	.83
Attraktivität	.80
Abweichung vom Sollgewicht	-.68
Betonen des Körpers	.61

Faktor IV:	**Zufriedenheit mit dem Aussehen** (erklärte Varianz = 6.6 %)
Markierungsvariablen	Faktorladungen
Zufrieden mit dem Aussehen der Brüste	.86
Zufrieden mit dem Gesamtaussehen des Körpers	.58

Tab. 21: 4-Faktorenstruktur der Meßvariablen zum Körpererleben bei der Kontrollgruppe Log (= Studentinnen der Logopädie, N = 41)

Für die Gruppe der Studentinnen der Logopädie umfaßten die 4 Faktoren 67.4 % der Gesamtvarianz. Es ließ sich ein Generalfaktor I "allgemeines Körpererleben", der 37.3 % der Gesamtvarianz erklärte, finden: Positives Körpererleben ging mit geringer Erschöpfung einher.

Faktor II bezog sich auf Befindensstörungen.

Auf Faktor III luden Items der subjektiven und objektiven Gewichtseinschätzung sowie Items der erlebten Attraktivität unter Betonung des Körpers. Im Gegensatz zu internistischen und übergewichtigen Ptn zeigten Studentinnen der Logopädie bei Übergewicht und geringerer Attraktivität keinerlei depressive Symptomatik.

Als Faktor IV fand sich ein Faktor der Zufriedenheit mit dem Aussehen.

Bei der Gruppe der Medizinstudentinnen (= Stud) erklärte eine 3-Faktorenlösung 66.6 % der Gesamtvarianz. Tabelle 22 ermöglicht einen Überblick über die Faktorenstruktur:

Faktor I: **Allgemeines Körpererleben**
              (erklärte Varianz = 33.1 %)

Markierungsvariablen	Faktorladungen
Zufrieden mit dem Gesamtaussehen des Körpers	.85
Subjektive Gewichtseinschätzung	.83
Sich wohl fühlen im Körper	.79
Attraktivität	.78
Körper akzeptieren	.78
Betonen des Körpers	.73
Abweichung vom Sollgewicht	-.71
Sich leiden können	.60

Faktor II:	**Krankheitserleben** (erklärte Varianz = 25.8 %)
Markierungsvariablen	Faktorladungen
Sich gesund fühlen	-.83
Leicht reizbar	.79
Allgemein erschöpft	.79
Niedergeschlagen	.78
Voller innerer Unruhe	.76
Schlaflosigkeit	.65
Genießen des Lebens	-.64

Faktor III:	**Zufriedenheit mit dem Aussehen der Brüste** (erklärte Varianz = 7.7 %)
Markierungsvariable	Faktorladung
Zufrieden mit dem Aussehen der Brüste	.86

Tab. 22: 3-Faktorenstruktur der Meßvariablen zum Körpererleben bei der Kontrollgruppe Stud (= Studentinnen der Humanmedizin, N = 31)

Bei den Medizinstudentinnen ließ sich ein Generalfaktor I des allgemeinen Körpererlebens finden, der 33.1 % der Varianz erklärte und - anders als bei der klinischen Stichprobe bzw. bei den Kontrollgruppen 1 und 2 - einherging mit Variablen der erlebten und tatsächlichen Gewichtsbewertung: Schätzten sich Medizinstudentinnen als übergewichtig ein (was auch dem tatsächlichen Gewicht entsprach), so litten sie auch unter negativer Körpererfahrung.

Faktor II als Faktor erlebter Gesundheit zeigte hohe Ladungen von Items der Befindensstörungen: Fühlten sich Medizinstudentinnen krank, so klagten sie auch über eine Vielzahl psychischer Störungen.

Faktor III bestand aus einem einzelnen Item, das die Zufriedenheit mit dem Aussehen der Brüste maß.

Vergleicht man die jeweilige Faktorenstruktur einer jeden Kontrollgruppe mit der der klinischen Stichprobe (vgl. Anhang, S. 238), so ist eine große Ähnlichkeit der Faktorenstruktur zwischen der klinischen Stichprobe und der von Kontrollgruppe 2 (= Studentinnen der Logopädie) festzustellen. Bei beiden Gruppen war eine 4-Faktorenlösung optimal. Ferner konnten ähnliche Gruppierungen von Markierungsvariablen auf den Faktoren bemerkt werden.

9.4 Diskrimination der klinischen Stichprobe von den Kontrollgruppen

Zur Abklärung der Fragestellung, welche gemeinsamen Meßvariablen zum Körpererleben die klinische Stichprobe von den Kontrollgruppen am optimalsten trennen, wurde eine sequentielle Diskriminanzanalyse gerechnet.

9.4.1 Diskrimination der an Mamma-Karzinom erkrankten von den internistischen/übergewichtigen Patientinnen

Sechs Variablen des Körpererlebens trennten optimal zwischen der klinischen Stichprobe und der ersten Kontrollgruppe. Die übrigen Items brachten keinen signifikanten Trennbeitrag mehr. Die Diskriminanzstärke war zufriedenstellend (Wilks-Lambda = 0.35, $p \leq 0.0000$; kanonische Korrelation CR = 0.80). Der durch die Gruppenzugehörigkeit erklärte Prozentsatz der Streuung der Diskriminanzwerte betrug 64.0 %. Bei dem Versuch, nur mit den diskriminativen Variablen die vorgegebenen Gruppen zu reklassifizieren, wurde eine richtige Zuordnung in 83.9 % der Fälle erzielt, d. h. 9 von 56 Fällen wurden fehlklassifiziert. Zusammenfassend galt, daß neben dem Selektionskriterium "objektives Körpergewicht" die beiden Gruppen durch die nachstehenden Variablen gut unterschieden werden konnten:

Diskriminatorische Variablen	Diskriminatorische Bedeutung
Leicht reizbar	25.00 %
Zufrieden mit dem Gesamtaussehen des Körpers	21.40 %
Sich leiden können	19.00 %
Attraktivität	13.40 %
Allgemein erschöpft	12.80 %
Schlaflosigkeit	8.30 %

Tab. 23: Diskriminatorische Variablen des Körpererlebens und deren prozentualer Beitrag bei der optimalen Trennung von brustkrebserkrankten/mastektomierten Patientinnen und internistischen/übergewichtigen Frauen (N = 30 Paare; Parallelisierung nach (präoperativer) Brustgröße, Familienstand, Schulbildung und Alter)

Übergewichtige Frauen unterschieden sich am meisten von brustkrebserkrankten und mastektomierten Frauen auf den Items "leicht reizbar", "zufrieden mit dem Aussehen des Körpers" und "sich leiden können". Unter Berücksichtigung aller diskriminativen Variablen zeigte sich erneut, daß internistische und übergewichtige Frauen ein signifikant negativeres Körpererleben hatten und unter häufigeren Befindensstörungen litten.

9.4.2 **Diskrimination der an Mamma-Karzinom erkrankten Patientinnen von den Studentinnen der Logopädie**

Neun Items wurden als diskriminatorische Variablen analysiert. Die Trennstärke konnte als ausreichend gewertet werden (Wilks-Lambda = 0.51, $p \leq 0.0000$; kanonische Korrelation CR = 0.70). 49.0 % der Streuung der Diskriminanzwerte konnten durch die Gruppenzugehörigkeit aufgeklärt werden. Der Prozentsatz der richtigen Reklassifizierung betrug 85.7 %, d. h. 14 von 98 Fällen wurden falsch zugeordnet. Die diskriminativen Variablen können Tabelle 24 entnommen werden:

Diskriminatorische Variablen	Diskriminatorische Bedeutung
Schlaflosigkeit	24.00 %
Voller innerer Unruhe	19.10 %
Allgemein erschöpft	11.00 %
Sich gesund fühlen	10.20 %
Leicht reizbar	9.50 %
Attraktivität	7.60 %
Betonen des Körpers	7.20 %
Sich leiden können	6.10 %
Sich wohl fühlen im Körper	5.30 %

Tab. 24: Diskriminatorische Variablen des Körpererlebens und deren prozentualer Beitrag bei der optimalen Trennung von 64 brustkrebserkrankten/mastektomierten Patientinnen und 41 Studentinnen der Logopädie

Die am stärksten diskriminierenden Variablen waren "Schlaflosigkeit", "innere Unruhe", "allgemein erschöpft" und "sich gesund fühlen", d. h. die klinische Stichprobe konnte am besten von den jungen und gesunden Frauen in der logopädischen Ausbildung unterschieden werden hinsichtlich der Items zum Befinden und zu dem subjektiven Krankheitsgefühl: brustkrebserkrankte Ptn fühlten sich weniger gesund, litten dagegen seltener unter Befindensstörungen. Hierbei bildeten die Schlaf-

störungen eine Ausnahme. Dagegen zeigten Studentinnen
der Logopädie im Bereich Attraktivität, Selbstakzeptanz
und Vertrautheit mit dem Körper (im Sinne von sich
wohl fühlen, den Körper betonen) ein positiveres
Körpererleben.

9.4.3 Diskrimination der an Mamma-Karzinom erkrankten Patientinnen von den Studentinnen der Humanmedizin

Neun Variablen trennten die klinische Stichprobe eindeutig von der dritten Kontrollgruppe. Die Diskriminanzstärke der errechneten Diskriminanzfunktionen war wie bei den übrigen Kontrollgruppen zufriedenstellend (Wilks-Lambda = 0.49, $p \leq 0.0000$, kanonische Korrelation CR = 0.72). 51.8 % der Streuung der Diskriminanzwerte konnten durch die Gruppenzugehörigkeit aufgeklärt werden. Der Prozentsatz der richtigen Reklassifizierung lag bei 86.4 %, wobei 12 von 88 Fällen falsch zugeordnet wurden. Die diskriminatorischen Variablen sind in Tabelle 25 angeführt:

Diskriminatorische Variablen	Diskriminatorische Bedeutung
Schlaflosigkeit	16.40 %
Sich leiden können	14.50 %
Sich gesund fühlen	13.50 %
Voller innerer Unruhe	13.00 %
Allgemein erschöpft	11.70 %
Sich wohl fühlen im Körper	9.10 %
Leicht reizbar	8.70 %
Attraktivität	6.90 %
Genießen des Lebens	6.00 %

Tab. 25: Diskriminatorische Variablen des Körpererlebens und deren prozentualer Beitrag bei der optimalen Trennung von 64 brustkrebserkrankten/mastektomierten Patientinnen und 31 Studentinnen der Humanmedizin

Zwischen brustkrebserkrankten/mastektomierten Ptn und Medizinstudentinnen diskriminierten die Meßvariablen "Schlaflosigkeit", "sich leiden können", "sich gesund fühlen", "voller innerer Unruhe" und "allgemein erschöpft". Ähnlich wie bei dem zweiten Kontrollgruppenvergleich litten an Mamma-Karzinom erkrankte Ptn weniger unter Befindensstörungen als Medizinstudentinnen, mit Ausnahme der Schlafstörungen. Beim Körpererleben wurden andere Beobachtungen gemacht: An Brustkrebs erkrankte Ptn schätzten ihre Attraktivität und ihre Gesundheit geringer ein, konnten sich aber besser leiden, ihr Leben besser genießen und fühlten sich wohler in ihrem Körper als Medizinstudentinnen.

Tabelle 26 gibt einen Überblick über gemeinsame diskriminatorische Variablen aller Kontrollgruppenvergleiche:

Art des Gruppenvergleichs Meßvariablen	EG - KG 1	EG - KG 2	EG - KG 3
Zufrieden mit dem Aussehen der Brüste			
Zufrieden mit dem Gesamtaussehen des Körpers	+		
Attraktivität	+	+	+
Sich leiden können	+	+	+
Genießen des Lebens			+
Sich gesund fühlen	+	+	
Körper akzeptieren			
Sich wohl fühlen im Körper		+	+
Betonen des Körpers		+	
Niedergeschlagen			
Voller innerer Unruhe		+	+
Allgemein erschöpft	+	+	+
Schlaflosigkeit	+	+	+
Leicht reizbar	+	+	+

Tab. 26: Überblick über diskriminatorische Variablen des Körpererlebens, die zwischen der klinischen Stichprobe (=brustkrebserkrankte/mastektomierte Frauen (CA), N = 64) und den Kontrollgruppen (KG 1 = internistische/übergewichtige Frauen, N = 30; KG 2 = Studentinnen der Logopädie, N = 41; KG 3 = Studentinnen der Humanmedizin N = 31) optimal trennten.

Zusammenfassend können wir davon ausgehen, daß sich an Mamma-Karzinom leidende, mastektomierte Frauen von allen anderen Kontrollgruppen hinsichtlich folgender Variablen unterschieden: Brustkrebserkrankte Frauen fühlten sich attraktiver und konnten sich besser leiden; sie wiesen seltener Befindensstörungen (z. B. allgemein erschöpft, leicht reizbar) auf, klagten dagegen über vermehrte Schlaflosigkeit.

I. DISKUSSION

Bei an Mamma-Karzinom erkrankten Frauen verschlechterte die lebensnotwendig gewordene Mastektomie das Körpererleben auf allen Meßvariablen (vgl. Prä-Post-Messungen). Die Befunde verifizieren Hypothese 1 und replizieren die Ergebnisse von SCHWAB & HARMELING (1968), nach denen es bei Patienten mit umfangreichen chirurgischen Eingriffen nicht nur zu einer Ablehnung betroffener Körperbereiche, sondern zu einer generalisierten Abwertung des gesamten Körpers und des eigenen Selbstwertes kommt. Ein solches in der Literatur beschriebenes "Syndrom körperlich Kranker" galt auch für die untersuchte klinische Stichprobe. Die in diesem Zusammenhang interessierenden Faktoren I, III und IV einer gerechneten Faktorenanalyse machten deutlich, daß Ptn,

- die sich krank fühlten, unter einer Vielzahl von Befindensstörungen litten, sich nicht gut leiden konnten und häufig an ihre Krebsdiagnose denken mußten
- die mit ihrem körperlichen Aussehen unzufrieden waren, eine geringe Lebensqualität angaben
- die sich unwohl in ihrem Körper fühlten, auch leicht reizbar waren und sich als unattraktiv wahrnahmen.

Bezüglich der Prä-Post-Messungen führte das radikalere Operationsverfahren nach PATEY wider Erwarten zu keiner stärkeren Verschlechterung des Körpererlebens als die brusterhaltende Operation nach BELLER. Für diesen Bereich der Körpererfahrung mußte Hypothese 2 abgelehnt werden. Interpretiert werden kann das Resultat derart, daß auch das Mastektomie-Verfahren nach BELLER, welches die Operation beider Brüste zur Voraussetzung hat und somit erhebliche Wund- und Narbenflächen nach

sich zieht, Störungen in Bereichen des Körper-Selbst
und der Körperphantasien hinterläßt (s. S. 13, Ebene 2
und 3 des deskriptiven Modells körperbezogener Erfahrung nach SHONTZ, 1975).

Hypothese 2 konnte dagegen für andere Bereiche der
Körpererfahrung eindeutig verifiziert werden:

Ptn mit modifizierter radikaler Operation nach PATEY

- benötigten 3 Tage länger bis sie sich ihre Narbe
  ansehen konnten (die Faktorenanalyse verdeutlichte,
  daß ein größerer Zeitbedarf mit einer negativen
  Verarbeitung der Erstkonfrontation einherging,
  vgl. Faktor I, S. 99)
- reagierten emotional negativer auf die Erstkonfrontation mit dem Narbengebiet (sie waren sowohl weniger
  überrascht als auch niedergeschlagener, was bedeuten
  kann, daß die (negativen) Befürchtungen der Ptn in
  Erfüllung gegangen waren)
- konnten weniger Vorteile bei der durchgeführten
  Mastektomie-Methode nennen
- litten unter deutlich ausgeprägteren Phantombeschwerden

als Ptn mit brusterhaltender Operation nach BELLER.

Wir können die Befunde dahingehend auslegen, daß sich
die Radikalität des Operationsverfahrens auf Bereiche
der Körperschemata auswirkt (vgl. 1. Ebene des hierarchischen Beschreibungsmodells von SHONTZ), in denen
fundamentalste Körpererfahrungen wie "Lokalisationserfahrungen und Orientierungsleistungen an der Körperoberfläche" und einfach strukturierte Empfindungen
auf dem Unlust-Lust-Kontinuum angesprochen werden.
In diesem Sinne untermauern die vorliegenden Ergebnisse

zum einen die 2-Faktorentheorie der Körpererfahrung
nach SHONTZ, der davon ausging, daß der Wahrnehmung
des eigenen Körpers in seiner räumlich-geometrischen
Anordnung andere psychologische Prozesse unterliegen,
als dies für Variablen des Körpererlebens zutrifft,
die die individuelle Erlebniswelt (vgl. Ebene 2 bis 4
im Modell von SHONTZ) umfassen. Zum anderen bestätigen
die vorliegenden Resultate diejenigen von WINICK &
ROBBINS (1977), SANGER & RESNIKOFF (1981) sowie KOHN
(1982).

Beobachtungen von SANGER & RESNIKOFF, nach denen Ptn
mit radikaleren Operationsverfahren ihr präoperatives
körperliches Aussehen im Vergleich zu weniger radikal
operierten Ptn besonders positiv darstellten, konnten
in dieser Studie nur teilweise repliziert werden:

Ptn mit PATEY-Operation fühlten sich vor ihrem chirurgischen Eingriff wesentlich gesünder als Ptn mit brusterhaltender Operation nach BELLER. Dies könnte in Übereinstimmung mit den oben erwähnten Autoren als nachträgliche Idealisierung der nunmehr vermeintlich
stärker beeinträchtigten Gesundheit radikal Operierter
gewertet werden.

Bei dem Versuch - unter gleichzeitiger Berücksichtigung
aller Variablen zum Körpererleben - die beiden klinischen
Gruppen optimal zu diskriminieren, wurden 9 Items gefunden, mit denen eine richtige Reklassifizierung von
78.0 % der Fälle gelang: Ptn mit modifizierter subkutaner Reduktionsmastektomie erlebten im Vergleich zu
Ptn mit radikalerem Operationsverfahren ihre Erstkonfrontation mit dem Narbengebiet positiver und waren
in der Tendenz zufriedener mit dem Aussehen der Brüste,
der Attraktivität sowie ihrer Lebensqualität. Diese
Ergebnisse stützen erneut die vorhergesagten Effekte

nach Hypothese 2. Dagegen schränken folgende Befunde diese Hypothese ein: Mit dem BELLER'schen Operationsverfahren behandelte Ptn gaben häufiger als Nachteil ihres Operationsverfahrens Narbenschmerzen an und fühlten sich hilfloser.

Festzuhalten bleibt, daß spezielle Mastektomie-Methoden je nach dem Bereich der erfragten Körpererfahrung differentielle psychologische Effekte setzen, die gesondert diskutiert werden müssen. Die Beobachtungen dieser Studie unterstreichen erneut, wie wenig sinnvoll Interpretationen von Befunden zur Körpererfahrung sind, die der Determinanten "Operationsmethode" keine Beachtung schenken. Leider wurde dieser Fehler auch in neueren Forschungsstudien bemerkt (vgl. ECKSTEIN, 1986; MUTHNY et al., 1986; ZIEGLER et al., 1986).

Bei der Analyse weiterer Einflußfaktoren auf das Körpererleben wurde festgestellt, daß Ptn mit einer Chemotherapie sich deutlich weniger gesund fühlten als Ptn, die "nur" eine Bestrahlung erhalten hatten. Dieses Ergebnis ist von geringem Informationswert, da sich - neben den Ptn mit adjuvanter Zytostasebehandlung - in der mit einer Chemotherapie behandelten Gruppe vor allem solche Ptn befanden, die unter massiveren Karzinombefunden litten. Ferner verbindet sich in der Vorstellung der meisten Ptn mit "Chemotherapie" ein fortgeschritteneres Erkrankungsstadium.
In Bezug auf alle anderen Meßvariablen zum Körpererleben konnten für den Faktor "Chemotherapie" weder einfache Effekte noch Wechselwirkungen mit anderen Determinanten nachgewiesen werden. Somit kann Hypothese 3 als eingeschränkt falsifiziert gelten. Die Ergebnisse von MORRIS et al. (1977), wonach für Ptn mit adjuvanter Chemotherapie höhere Angst- und Depressionswerte sowie gehäufte Sexualstörungen gefunden wurden, konnten damit

auf Bereiche des Körpererlebens nicht übertragen werden. Dabei dürfte der relativ kurze Behandlungszeitraum eine wichtige Rolle gespielt haben: bei langfristiger Chemotherapie-Behandlung ist auch im Bereich der Körpererfahrung sicher mit einer größeren Traumatisierung der Ptn zu rechnen.

Frauen mit kleinen bzw. normalen Brustgrößen waren präoperativ zufriedener mit dem Aussehen ihrer Brüste als Ptn mit großem Brustumfang. Diese Befunde stehen zum einen in starkem Kontrast zu den in der Grundlagenforschung erhobenen Ergebnissen (vgl. JOURARD & SECORD, 1955b; KIENER, 1973), wonach gerade vollbusige Frauen eine größere Zufriedenheit mit ihrem körperlichen Aussehen berichteten; zum anderen verdeutlichen die Resultate den schnellen Wandel von gesellschaftlich normierten Körperidealen.

Hypothese 4 konnte jedoch in vollem Umfang verifiziert werden:

Bei der Ausgestaltung des Körpererlebens stand die Radikalität des Operationsverfahrens in signifikanter Interdependenz mit der präoperativen Brustgröße: Frauen mit großen Brüsten nahmen die bilaterale subkutane Reduktionsmastektomie mit Eigenaufbau nach BELLER eher als kosmetische Körperkorrektur wahr. Mit GOIN & GOIN (1981) ist anzunehmen, daß sich diese Ptn ihrem Körperideal stärker annäherten, weshalb zu erklären ist, daß der verstümmelnde Eingriff auch ausgesprochen positiv erlebt werden konnte. Ptn mit einseitiger und modifizierter radikaler Operation nach PATEY zeigten genau umgekehrte Resultate: Je größer die Brüste vor der Operation waren, um so mehr verstärkte eine Mastektomie die Asymmetrie der Brustproportionen, um so mehr entfernten sich diese Ptn von

ihrem idealen Körperbild, und um so negativer erlebten
sie ihren Körper. In dieser Gruppe waren es die Ptn
mit kleiner Brust, die körperzufriedener waren, wenngleich sie - anders als die nach BELLER operierten
Frauen - über kein positives Körpererleben berichteten.
Ptn mit kleinen Brüsten und bilateraler subkutaner
Reduktionsmastektomie waren dagegen postoperativ ausgesprochen unzufrieden mit ihrer Körpererfahrung.

Das objektive Körpergewicht determinierte nicht das
Körpererleben, dagegen aber die subjektiven Gewichtseinschätzungen: Sich selbst als übergewichtig bezeich-
nende Ptn waren vor wie nach der Operation - unabhängig
von der Art des chirurgischen Eingriffes - unzufriedener mit ihrem körperlichen Aussehen. Diese Ergebnisse bestätigen Beobachtungen aus der klinischen Forschung an adipösen Ptn (vgl. BRANTLEY & CLIFFORD, 1979;
YOUNG & REEVE, 1980). Auf anderen Meßvariablen des
Körpererlebens zeigte sich eine bedeutsame Wechselwirkung zwischen der Art der Operation und den subjektiven Gewichtsbewertungen (vgl. auch die Diskussion
zur präoperativen Brustgröße): Übergewichtige Ptn hatten
ihren Partner das Narbengebiet früh berühren lassen,
konnten ihr Leben nach der Operation besser genießen
und ihren Körper eher akzeptieren, wenn sie eine Reduktionsmastektomie nach BELLER erhalten hatten; diese
Ptn hatten sich ihrem Körperideal - zumindest im Brustbereich - weiter angenähert. Bei den nach PATEY operierten Frauen war das Gegenteil zu beobachten. In dieser
Gruppe waren es gerade Ptn mit präoperativ kleiner bzw.
normaler Brustgröße, die körperzufriedener waren, während Ptn mit einem ähnlichen Körperbau nach einer subkutanen Reduktionsmastektomie eine größere Unzufriedenheit angaben.

Die dargestellten Sachverhalte lassen auf einen engen Zusammenhang zwischen subjektiver Gewichtseinschätzung und präoperativer Brustgröße schließen.

Die Befunde stehen in Widerspruch zu den Annahmen von WOODS (1975), der davon ausging, daß Frauen, die ihren Körper bereits präoperativ ablehnen, von einer Mastektomie nicht so beeinträchtigt werden, wie Ptn, die zuvor mit ihrem Körperäußeren zufrieden waren.

Das Alter hatte keinen Einfluß auf das Körpererleben. Ältere Frauen waren nur mit dem Operationsergebnis zufriedener als jüngere. Eine höhere Belastung älterer Ptn, wie sie nach BARD & SUTHERLAND (1955); SCHON (1968); SCHAIN (1976); SILBERFARB (1977/78); GOIN & GOIN (1981); HAUPERT (1982); SCHMIDT (1984) angenommen wurde, konnte nicht bestätigt werden. Ebenso wenig konnte repliziert werden, was RENNEKER & CUTLER (1952); MAGUIRE & CHIR (1976); POLIVY (1977); JAMISON et al. (1978); DEROGATIS (1980) und BUDDEBERG (1985) gefunden hatten, nämlich, daß jüngere Ptn durch eine Mastektomie stärker belastet wurden.
In dieser Studie schienen jüngere Ptn lediglich kritischer mit dem Operationsergebnis umzugehen und es kann gefolgert werden, daß die Einflußgröße "Alter" für die Bewältigung eines operativen Eingriffs an sich nicht die Bedeutung zu haben scheint, wie bisher immer angenommen wurde.

Im Kontrast dazu hatte die Schulbildung auf die Körpererfahrung der Ptn einen deutlichen Einfluß: Ptn mit einem höheren Bildungsniveau konfrontierten sich und ihren Partner eher mit der Narbe und erlebten diese Erstkonfrontation positiver als Frauen mit einem niedrigeren Schulabschluß. Der mutigere Umgang mit der Erstkonfrontation konnte nicht mit stabileren Partnerschaften oder höherer Selbstakzeptanz der Frauen erklärt werden. Ähnlich zeigten Ptn mit einer höheren schulischen Ausbildung geringere negative Veränderungen im Bereich des postoperativen Körpererlebens (Vertrautheit mit dem Körper, Aussehen der Brüste und der Attraktivität). Erklärt werden können diese Befunde mit einem stabileren Selbstkonzept der besser ausgebildeten Frauen, die negative Körpererfahrungen entweder schneller in das Selbstkonzept integrieren konnten oder besser zu verleugnen verstanden.

Anders als nach den Studien von POLIVY (1977) und SEIDEL (1982) ergab sich in dieser Arbeit keine Verschlechterung des Körpererlebens mit zunehmendem Abstand zur Operation. Keinesfalls konnten Ergebnisse von MORRIS (1982) repliziert werden, nach denen mit stärksten Belastungen vier bis sechs Monate nach der Operation zu rechnen war. Im Gegenteil: Bei Ptn, deren Operation länger als vier Monate zurücklag, konnte ein positiveres Körpererleben festgestellt werden (vgl. erlebte Attraktivität). Natürlich kann nicht ausgeschlossen werden, daß sich bei noch späteren Meßzeitpunkten wieder Verschlechterungen der Körpererfahrung messen lassen würden, da mit SEIDEL (1982) möglicherweise erst nach zwei Jahren zu erwarten ist, daß leugnende Bewältigungsstrategien fallengelassen und Verluste bearbeitet werden können.

Abschließend kann zum Thema "Determinationsanalyse" nur erneut betont werden, daß den Einflußgrößen "Mastektomie-Methode", "präoperative Brustgröße", "erlebtes Körpergewicht" sowie "Schulbildung" ganz offensichtlich wichtige Moderatorwirkung zugeschrieben werden muß, die in teilweise recht komplexen Interdependenzen postoperatives Körpererleben mitbestimmen.

Bei dem Versuch, die klinischen Befunde durch Kontrollgruppenvergleiche normativ einzugrenzen, stellten sich überraschende Ergebnisse ein:

Brustkrebserkrankte und mastektomierte Ptn fühlten sich ähnlich gesund(!) und waren ähnlich zufrieden mit dem Aussehen ihrer Brüste wie internistische und übergewichtige Ptn. In allen übrigen Bereichen von Körpererfahrung und Befindensstörungen waren internistische und übergewichtige Frauen deutlich stärker belastet. Somit konnte Hypothese 5 eindeutig abgelehnt werden.

Bei dem Unterfangen, internistische und übergewichtige Ptn von mastektomierten und brustkrebserkrankten Frauen anhand von Meßvariablen zum Körpererleben optimal zu unterscheiden, konnten 6 Trennvariablen gefunden werden, mit denen fast 84.0 % der Fälle richtig reklassifiziert wurden: Neben dem tatsächlich existierenden Übergewicht waren Ptn mit Übergewicht deutlich reizbarer und weniger zufrieden mit dem Gesamtaussehen des Körpers, konnten sich weniger gut leiden, fühlten sich unattraktiver, waren häufiger erschöpft und litten in der Tendenz unter häufigeren Schlafstörungen als Ptn mit einem Mamma-Karzinom. In diesem Zusammenhang sei nochmals darauf hingewiesen, daß der Unterschied zwischen übergewichtigen Ptn und brustkrebserkrankten Frauen nicht aufgrund von unterschiedlicher (präoperativer) Brustgröße, Familienstand, Schulbildung und Alter zustande kommen konnte, da beide Gruppen im Hinblick auf diese Merkmale sorgfältig parallelisiert worden waren.

Wir können das Ergebnis des ersten Kontrollgruppenvergleiches dahingehend analysieren, daß die bewußt wahrgenommene Abweichung von äußeren, in unserer westlichen Gesellschaft anerzogenen Körperidealen schwerer wiegt, als ein das Körperschema beeinträchtigender chirurgischer Eingriff wie der einer Mastektomie. Die im Vergleich zur Kontrollgruppe der internistischen und übergewichtigen Ptn relativ geringe Beeinträchtigung operierter Ptn mit Mamma-Karzinom wurde bereits in Untersuchungen von ECKSTEIN (1986) und MUTHNY et al. (1986) gefunden, in denen ein starkes Absinken auch körperbezogener Belastungen mit zunehmendem Abstand zur Operation beobachtet werden konnte. Auffällig ist in der vorliegenden Studie allerdings, daß schon in einem so kurzen, ca. viermonatigem Abstand zur Operation mastektomierte Ptn insgesamt recht stabilisiert erschienen (auf spezielle Störungen innerhalb der Karzinomgruppe wird weiter unten eingegangen).

Ob es sich bei den an Mamma-Karzinom erkrankten Ptn um Verleugnungs- bzw. Verdrängungsprozesse im Sinne von SEIDEL (1982), um Neuorientierung und Umstrukturierung von Problemfeldern nach LEWIN (1951), dem Ausdruck guter Bewältigungsstrategien bei LAZARUS (1981) oder um Auswirkungen optimaler chirurgischer wie psychosozialer Versorgung handelte, ist hier nicht zu entscheiden. Festzuhalten bleibt, daß brustkrebserkrankte Frauen bei weitem nicht so gestörte Körpererfahrungen haben wie dies bisher in der Literatur allgemein angenommen wurde. Frauen mit chronischen internistischen Beschwerden und Übergewicht zeigten eine weitaus stärkere Ablehnung ihres Körpers, weshalb sie wahrscheinlich motiviert genug waren, ein Gewichtsreduktionstraining zu beginnen.

Bei einem weiteren Kontrollgruppenvergleich mit Studentinnen der Logopädie konnte Hypothese 5 für Teilbereiche der Körpererfahrung bestätigt werden:

An Mamma-Karzinom erkrankte Ptn waren unzufriedener mit dem Aussehen ihrer Brüste, fühlten sich unattraktiver, betonten weniger ihren Körper und berichteten über mehr Schlafstörungen. Ansonsten ähnelte die Körpererfahrung der Ptn derjenigen der jungen und gesunden Frauen. Dies wird auch durch die ähnlichen Faktorenstrukturen beider Gruppen im Hinblick auf die Items zur Körpererfahrung deutlich.

Wird die klinische Stichprobe in Bezug gesetzt zu der Gruppe der Medizinstudentinnen, so muß Hypothese 5 für die meisten Bereiche der Körpererfahrung als falsifiziert gelten: Medizinstudentinnen zeigten eine deutlich geringere Selbstakzeptanz, konnten ihr Leben weniger genießen und fühlten sich weniger wohl in ihrem Körper. Sie litten - ähnlich wie Studentinnen der Logopädie - unter häufigeren Befindensstörungen.

Wir können also resümieren, daß Medizinstudentinnen mit wenigen Ausnahmen (Tendenz sich gesünder und attraktiver zu erleben sowie seltenere Schlafstörungen) ein bedeutsam negativeres Körpererleben aufwiesen als an Brustkrebs erkrankte Ptn.

Zusammenfassend kann konstatiert werden, daß der Vergleich mit den Kontrollgruppen abermals Befunde der Literatur zum Körpererleben nach einer Mastektomie relativiert: Trotz fehlender vital bedrohlicher Erkrankung und verstümmelnder Brustoperation neigten internistisch erkrankte und übergewichtige Ptn sowie junge und gesunde Frauen zu häufigeren Befindensstörungen und vor allem internistische Ptn mit Adipositas sowie Medizinstudentinnen zu erheblicheren Selbstwertproblemen als Ptn, die an einem Mamma-Karzinom operiert wurden.

Im Folgenden sollen zentrale Ergebnisse dieser Studie in den Kontext empirischer Forschung eingeordnet und diskutiert werden:

Zum Bereich der Brustbeschwerden kann ausgeführt werden, daß die Hälfte (49.2 %) aller Ptn ca. vier Monate post operationem noch unter Narbenschmerzen litt, wobei diese Angaben deutlich unter denen von SILBERFARB (1977/78; 1980) und HERSCHBACH (1985) lagen, aber das Ergebnis von MAGUIRE et al. (1978) drastisch überstiegen. Wie DMOCH & FERVERS-SCHORRE (1982) bereits beobachteten, berichteten 42.0 % der hier befragten Ptn über Sensibilitätsstörungen und Parästhesien.
Der gemessene Prozentsatz der Phantombeschwerden, der - je nach erfragter Beschwerdeart - zwischen 9.4 % (Gefühl, als ob Brüste an ungleichen Stellen säßen), 18.8 % (Gefühl, als ob Brüste in alter Größe/Schwere vorhanden wären) und 22.3 % (Gefühl, als wenn Brüste ungleich schwer wären) variierte, lag gravierend unter dem von JAMISON et al. (1978) und HERSCHBACH (1985), deren Angaben zwischen 44.0 - 54.0 % betrugen. Mußten sich in der HERSCHBACH-Studie noch drei Viertel der Ptn einer radikalen Mastektomie unterziehen, so konnten die geringeren Phantombeschwerden der hier untersuchten Ptn eindeutig mit der geringeren Radikalität der Operationsverfahren in Zusammenhang gebracht werden, wobei die subkutane Reduktionsmastektomie mit Eigenaufbau nach BELLER die wenigsten Phantombeschwerden aufwies. Entsprechend der niedrigen Rate der Phantombeschwerden gaben nur 11.3 % der Ptn an, unter Lymphödemen zu leiden (SILBERFARB et al. (1980) berichteten von 30.0 - 50.0 %).

Der Prozentsatz der Ptn, die Einbußen ihrer körperlichen Leistungsfähigkeit zeigten, lag stark unter dem der HERSCHBACH-Studie: z. B. war schweres Tragen und Heben für ca. 57 % der Frauen problematisch (und war damit um fast 35 % niedriger als in der Studie von HERSCHBACH). Auf diesem Hintergrund erscheinen Angaben von MAGUIRE (1982) und HEESEN & KOLECKI (1982) von 6.7 % - 18.0 % als viel zu niedrig, zumal zu vermuten ist, daß zu dem Zeitpunkt der Erhebungen eher radikal operiert worden war.

Nach dem Aussehen ihrer Brüste und ihres gesamten Körpers befragt, waren ca. 25 % der interviewten Frauen unzufrieden, d. h. im Vergleich zur Studie von SILBERFARB et al. (1980), in der 40.0 % der Ptn sich um ihre äußere Erscheinung sorgten, waren Frauen der vorliegenden Studie deutlich geringer beeinträchtigt.
Im Gegensatz zur HERSCHBACH-Studie (1985) erlebten die Ptn geringere Einbußen ihrer Attraktivität (9.5 % gegenüber 26.1 %); als Frau fühlten sich nur 14.8 % der Ptn minderwertig, bei HERSCHBACH 47.3 %.

Während FRANK et al. (1978) berichteten, daß ein Drittel der Partner die Narbe ihrer Frauen nach sechs Monaten noch nicht gesehen hatten und WELLISCH et al. (1978) davon ausgingen, daß sich 21.0 % der Frauen nicht einmal nach zwei Jahren ihren Männern nackt gezeigt hatten, betrug der Prozentsatz in der eigenen Untersuchung 3.8 %. Dagegen verweigerten 32.7 % der Ptn dieser Arbeit ihren Partnern die Berührung der Narbe. Diese Beobachtung gab Anlaß zu der Vermutung, daß Sexualstörungen vermehrt aufgetreten waren, konnte aber nur in 10.9 % der Fälle bestätigt werden. Letzterer Prozentsatz lag wiederum deutlich unter dem von WELLISCH et al. (1978), die 25.0 % ermittelten. Im Kontrast zu den Erhebungen von MORRIS et al. (1977) und MAGUIRE et al. (1978) fielen Beeinträchtigungen der sexuellen Beziehung der hier explorierten Frauen sogar dreimal geringer aus. Nach der Zufriedenheit mit der Partnerbeziehung befragt, wurde in keinem Fall eine Verschlechterung, sondern bei 7.5 % der Frauen sogar eine leichte Verbesserung angegeben, wobei 17.0 % der Ptn die Partnerschaft durch die Erkankung als belastet erlebten. In dieser Arbeit waren negative Auswirkungen auf Sexualität und Partnerschaft bei 11 - 17 % der betroffenen Frauen zu beobachten. In ähnlicher - wenn auch etwas größerer - Weise variierten die negativen Auswirkungen der Erkrankung auf das familiäre Umfeld und den Freundeskreis (zwischen 0 - 20 %).

Zu subsumieren bleibt, daß die Ptn zum Zeitpunkt der Befragung in der Regel über ein stabiles, soziales Stützsystem durch Partnerschaft, Familie und Freundeskreis verfügten und somit eine wichtige Voraussetzung für eine positive Krankheitsbewältigung besaßen (vgl. CAPLAN, 1964). Die Befunde der vorliegenden Untersuchung bestätigen Ergebnisse von ZIEGLER (1982), der ebenfalls eine hohe psychosoziale Unterstützung seiner Ptn feststellen konnte. Ob diese Wahrnehmung der Ptn bereits Resultat eines komplexen Bewältigungsprozesses war oder dem tatsächlichen psychosozialen Gefüge dieser Gruppe von Frauen entsprach, ist hier nicht zu entscheiden.

Die Angaben zu Befindensstörungen zeigten eine höhere Belastung: 48.4 % waren häufig niedergeschlagen, 39.1 % berichteten von stärkeren Ängsten. Die Prozentsätze lagen aber deutlich unter denen von HERSCHBACH (1985), wobei dieser Autor ca. 4;2 Jahre nach der Operation noch bei 66.8 % der Frauen Depressionen und bei 55.0 % der Ptn Ängste fand. Wahrscheinlich wirkten sich die günstigen Bedingungen des psychosozialen Umfeldes der hier befragten Ptn positiv auf den Depressions- und Angstbereich aus. Nach dem Umgang mit den Befin-

densstörungen befragt, gaben die Frauen der eigenen
Studie an erster Stelle (= 76.5 % der Ptn) Selbstaufmunterung als intrapsychische Bewältigung im Sinne einer
kämpferischen Haltung an (z. B. sich selbst Mut machen).
An zweiter Stelle (= 74.5 %) stand ein informationsabwehrendes Bewältigungsverhalten (sich bewußt ablenken),
gefolgt von (= 68.5 %) Techniken der sozialen Hinwendung
zum Partner und zu den Freunden. MAEGES & MENDELSOHN
(1980; zit. nach SCHRÖDER, 1985) konnten dagegen die
hier gefundenen Bewältigungskategorien nur bei jeweils
einem Drittel ihrer Ptn feststellen, d. h. es bedienten
sich in der vorliegenden Untersuchung doppelt soviel
Frauen wie in der zuvor erwähnten Erhebung der oben beschriebenen streßreduzierenden Bewältigungsmöglichkeiten.

Zum Abschluß sollen Hinweise für eine psychosoziale
Betreuung brustkrebserkrankter und mastektomierter
Ptn gegeben werden:

Im Rahmen ärztlicher, pflegerischer und krankengymnastischer Betreuung sollte über das regelmäßige Auftreten von Störungen im Bereich des Körpererlebens
aufgeklärt werden; vor allem sind hier Sensibilitätsstörungen und Phantombeschwerden zu nennen, weil sie
meistens für die Ptn besonders unerwartet auftreten
und zu Angst, Unsicherheiten und einem Verheimlichen
derartiger Körperbeschwerden führen können. Individuelle Körperstörungen müssen regelmäßig miterhoben
und immer wieder im Sinne einer unsystematischen
Desensibilisierung in Beratungsgespräche integriert
werden. Dies bedeutet eine wichtige Entlastungsfunktion
für die Ptn, ermöglicht eine realistische Einschätzung
des Heilungsprozesses und vermittelt den Frauen die
Erfahrung, daß sie auch nach der Operation in ihrem
körperlichen Leid ernst genommen werden. Eine solche
Einbindung negativer Körpererfahrung in den Rehabili-

tationsprozeß sollte frühzeitig, wenn möglich noch während des stationären Aufenthaltes erfolgen, um chronifizierende Prozesse einer schlechten Krankheitsbewältigung verringern zu können, wie sie SCHWAB & HARMELING (1968) beobachtet hatten. Dabei sollten die operierten Frauen schon bald nach dem chirurgischen Eingriff ihr verändertes körperliches Aussehen betrachten, damit sich nicht falsche Vorstellungen festigen und einem generellen Vermeidungsverhalten Vorschub geleistet wird, das Erwartungsängste und leugnende Bewältigungsstrategien verstärkt. Es wäre wichtig, daß in der Situation der Erstkonfrontation mit dem Narbengebiet eine außenstehende Person (z. B. Ärztin, Krankenschwester, Psychologin) die Patientin zum Anblick ermutigt, ihre emotionalen Reaktionen zuläßt und mitträgt.

Intensivere ärztlich-psychologische Betreuung schien in der vorliegenden Studie bei ca. 20 % der Fälle gerechtfertigt zu sein. In diesem Zusammenhang sollte der Partner wegen möglicher krankheitsbedingter Beziehungsprobleme und Sexualstörungen teilweise hinzugezogen werden. Das gemeinsame Gespräch der Partner über verändertes Körpererleben der Frau sollte eingeleitet werden; es ist wichtig, nicht nur offene Fragen zum Thema Sexualität zu stellen, sondern aufgrund der möglichen Hemmungen der Partner konkrete Fragen anzuschneiden (nach FRANK et al. (1978) sprachen nur 10 % der Ärzte mit ihren Ptn über deren Partnerschaft und Sexualität).

Beim Vergleich der Ptn mit den sogenannten Kontrollgruppen erwies sich die klinische Stichprobe jedoch als psychisch ausgesprochen stabil. Diese Beobachtung weist darauf hin, daß längerfristige und vorzugsweise aufdeckende psychotherapeutische Interventionen nur

sparsam indiziert werden sollten. Die Ergebnisse
können womöglich auch davor warnen, eine Patientin
zu früh zu einem "psychischen Problemfall" abzu-
stempeln. Die höheren Depressions- und Angstraten
stellen auch wichtige Schritte im Verlaufe der Krankheitsbewältigung dar (vgl. KÜBLER-ROSS, 1980). Ptn
bedürfen in diesem Sinne insbesondere einer supportiven
Beratung (vgl. FREYBERGER & SPEIDEL, 1976), in deren
Verlauf ihnen erklärt werden sollte, daß stärkere
emotionale Verstimmungen heilsame Reaktionen im Trauer-
prozeß um physische und psychische Unversehrtheit und
Gesundheit sein können.

Aufklärung und Information sind denn auch Schwerpunkte
nicht nur professioneller Hilfen, sondern auch von
Selbshilfegruppen. Letztere bringen jedoch Probleme
gerade dort mit sich, wo die Ptn ausgesprochen verleugnende Bewältigunsstrategien anwenden, die es in
jedem Fall zu respektieren gilt. Erst bei chronifi-
zierenden psychischen Problemen sollte auf bewährte
Verfahren der Psychotherapie zurückgegriffen werden
(vgl. KOCH, 1982; ZIEGLER, 1985).

K. ZUSAMMENFASSUNG

64 an einem Mamma-Karzinom erkrankte Ptn wurden ca. vier Monate nach einer notwendig gewordenen Mastektomie (bilaterale modifizierte subkutane Mastektomie mit Eigenaufbau nach BELLER versus modifizierte radikale Operation nach PATEY) zu verschiedenen Bereichen ihrer Körpererfahrung und den wahrgenommenen psychosozialen Folgen befragt. Es konnte nachgewiesen werden, daß eine Mastektomie das Körpererleben in einer Vielzahl von Bereichen beeinträchtigt.

Neben sehr differentiellen Effekten durch die jeweilige Mastektomie-Methode zeigte das radikalere Operationsverfahren nach PATEY im Vergleich zum brusterhaltenden Verfahren nach BELLER größere Belastungen vor allem auf der fundamentalsten Ebene von Körpererfahrung, nämlich der des Körperschemas (vgl. Phantombeschwerden, Erstkonfrontation mit der Narbe). Präoperative Brustgröße sowie subjektive Gewichtseinschätzungen standen in systematischer Wechselwirkung mit dem angewendeten Operationsverfahren: Sich als übergewichtig erlebende Ptn waren in ihrem Körpererleben zufriedener nach eingeschränkter subkutaner Reduktionsmastektomie mit Eigenaufbau nach BELLER, während bei modifizierter radikaler Operation nach PATEY diese Beobachtung mehr auf Ptn mit Normalgewicht zutraf. Ptn mit höherer Schulbildung zeigten weniger negative Auswirkungen durch eine Mastektomie. Ebenso verringerte der zunehmende zeitliche Abstand nach der Operation negative Auswirkungen des Eingriffs. Dagegen hatten Alter und Chemotherapie so gut wie keinen Einfluß auf das Körpererleben.

Im Kontrast zu den Kontrollgruppen zeichnete sich die klinische Stichprobe durch relativ geringe Störungen aus: Internistische und übergewichtige Ptn zeigten in so gut wie allen Meßbereichen eine stärkere Ablehnung ihres Körpers als Ptn mit Brustkrebs.

Junge und gesunde Frauen berichteten zwar in der Regel über positiveres Körpererleben, litten aber unter vermehrten Befindensstörungen. Insbesondere Studentinnen der Humanmedizin besaßen im Vergleich zu an Mamma-Karzinom erkrankten Ptn eine geringere Selbstakzeptanz, waren mit ihrem Körper weniger vertraut und erlebten weniger Lebensqualität.

Die Befunde wurden im Rahmen von 5 Hypothesen diskutiert und mit bereits vorhandenen Forschungsergebnissen in Beziehung gesetzt. Ferner wurden Folgerungen für eine verbesserte professionelle und paraprofessionelle Hilfe gezogen.

L. LITERATUR

ABRAHAM, K.: The psychiatrist, the treatment of chronic renal failure and the prolongation of life. Am. J. Psychiat., 1968, 124, 1351-1358 und 1969, 126, 157-167.

ACHTE, K.A. & VAUHKONEN, M.L.: Psychiatrisch-psychosomatische Gesichtspunkte zur Frage der Diagnosemitteilung und Prognose bei Geschwulstkrankheiten. Psychosomatische Medizin, 1975, 5, 230-236.

ACKERLY, W. et al.: Phantom breast. J. of Nervous and Mental Disease, 1955, 121, 177-178.

ALLPORT, G.W.: Gestalt und Wachstum in der Persönlichkeit. Meisenheim: Anton Hain Verlag, 1970.

ARGYLE, M.: Soziale Interaktion. Köln: Kiepenheuer & Witsch, 1972.

ASKEN, M.J.: Psychoemotional aspects of mastectomy: A review. Am. J. of Psychiat., 1975, 132, 56-59.

BALCK, F.B.: Psychologische Aspekte der Behandlung von Dialysepatienten. In: BASLER, H.-D. & FLORIN, I. (Hrsg.): Klinische Psychologie und körperliche Krankheit. Stuttgart: Kohlhammer Verlag, 1985, 184-201.

BALINT, M.: Der Arzt, sein Patient und die Krankheit. Stuttgart: Klett Verlag, 1957.

BARD, M. & SUTHERLAND, A.M.: Psychological impact of cancer and its treatment adaption to radical mastectomy. Cancer, 1955, 8, 656-672.

BARTH, U.: Ärztlicher Rat bei Erkrankungen der weiblichen Brust: Vorsorge - gutartige Erkrankungen - Krebs-Nachsorge. Stuttgart, New York: Thieme Verlag, 1980.

BELLER, F.K. & WAGNER, H.: Ergebnisse einer neuen Reduktionsplastik der weiblichen Brust. In: HUSSLEIN, H. (Hrsg.): VIII. Akademische Tagung deutschsprachiger Hochschullehrer in der Gynäkologie und Geburtshilfe. Wien: Egermann Verlag, 1976.

BELLER, F.K. & WAGNER, H.: Die Technik einer Reduktionsplastik der weiblichen Brust. Zbl. Gynäk., 1978a, 100, 1599.

BELLER, F.K. & MÖHLEN, K.H.: Operative Behandlung des Mammakarzinoms. Medizinische Welt, 1978b, 29, 77-84.

BELLER, F.K. & WAGNER, H.: Ergebnisse nach Reduktionsplastiken der weiblichen Brust. Geburtshilfe und Frauenheilkunde, 1980, 40, 1112-1117.

BELLER, F.K.: Brusterhaltende Methoden. In: BELLER, F.K. (Hrsg.): Atlas der Mamma-Chirurgie. Stuttgart: Schattauer Verlag, 1985.

BERGLER, R.: Sauberkeit, Norm-Verhalten, Persönlichkeit. Bern, Stuttgart, Wien: 1974.

BERSCHEID, E. et al.: Body image: a psychology today questionaire. Psychology today, 1972, 6, 58-66.

BISCHOF, N.: Stellungs-, Spannungs- und Lagewahrnehmung. Handbuch der Psychologie, Allgemeine Psychologie, 1. Halbband. Göttingen: Hogrefe Verlag, 1974².

BONNIER, B.: L'aschématie. Rev. Neurol., 1905, 13, 604-609.

BRÄHLER, E.: Körpererleben - ein vernachlässigter Aspekt der Medizin. In: BRÄHLER, E. (Hrsg.): Körpererleben, Berlin: Springer Verlag, 1986, 3-6.

BRANTLEY, H.T. & CLIFFORD, E.: Cognitive, self-concept, and body image measures of normal, cleft palate, and obese adolescents. Cleft Palate Journal, 1979, 16(2), 177-182.

BRAUKMANN, W. & FILIPP, S.-H.: Personale Kontrolle und die Bewältigung kritischer Lebensereignisse. In: FILIPP, S.-H. (Hrsg.): Kritische Lebensereignisse. München: Urban & Schwarzenberg, 1981, 233-251.

BRAUKMANN, W. & FILIPP, S.-H.: Strategien und Techniken der Lebensbewältigung. In: BAUMANN, U. et al. (Hrsg.): Klinische Psychologie. Trends in Forschung und Praxis. Bd. 6, Bern: Hans Huber Verlag, 1984, 52-87.

BRUCH, H.: Eating disorders. Obesity, anorexia nervosa and the person within. New York: Basic books, 1973.

BRUNER, J.S.: On Perceptual Readiness. Psychol. Rev., 1957, 64, 123-152.

BUDDEBERG, C.: Ehen krebskranker Frauen. München: Urban & Schwarzenberg, 1985.

BUNDESMINISTER FÜR FORSCHUNG UND TECHNOLOGIE (Hrsg.): Krebsfrüherkennung. Möglichkeiten der systematischen Früherkennung von Krebserkrankungen. Bonn: Nov. 1983.

CAPLAN, G.: Principles of preventive psychiatry. New York: Basic Books, 1964.

CHAPMAN, L.J. et al.: Body-image aberration in schizophrenia. J. of abnorm. Psychol., 1978, 87, (4), 399-407.

CATTELL, R.B. et al.: Handbook for the Sixteen Personality Factor questionaire. Champaign/Ill.: Institute of Personality and Ability Testing, 1970.

CHRISTENSEN, K. et al.: Phantom breast syndrome in young women after mastectomy for breast cancer: physical, social and psychological aspects. Acta chirurgica Scandinavia, 1982, 148, (4), 351-354.

CHRITCHLEY, M.: Disorders of corporal awareness. In: WAPNER, S. & WERNER, H. (eds): The body percept. New York: Random House, 1965, 68-81.

CLOERKES, G.: Einstellung und Verhalten gegenüber Körperbehinderten. Berlin: C. Marhold Verlag, 1979.

COHEN, F. & LAZARUS, R.S.: Coping with the stresses of illness. In: STONE, G.C. et al.: Health psychology. San Francisco: Jossey-Bass, 1979, 217-254.

COMBS, A.W. & SNYGG, D.: Individual behavior: A perceptual approach to behavior. New York: 1959^2.

DARBY, J.A.: Alteration of some body image indexes in schizophrenics. J. Cons. & Clin. Psychol., 1970, 35, 116-121.

DEROGATIS, L.R.: Breast and gynaecologic cancers. In: VAETH, J.M., BLOMBERG, R.C. & ADLER, L. (eds): Body image, self-esteem, and sexuality in cancer patients. Basel: S. Karger Verlag, 1980, 1-11.

DMOCH, W. & FERVERS-SCHORRE, B.: Psychological problems in breast operations. Gynaekologe, 1982, 15, (4), 216-222.

DOHRENWEND, B.P. & DOHRENWEND, B.S. (eds): Stressful life events: their nature and effects. New York: Wiley, 1974.

ECKSTEIN, M.: Psychische Verarbeitung der Brustamputation. Gießen: Ferber'sche Universitätsbuchhandlung, 1986.

EPSTEIN, S. & FENZ, W.D.: The detection of areas of emotional stress through variations in perceptual thresholds and physiological arousal. J. Exp. Res. & Personality, 1967, 2, 191-199.

EPSTEIN, S.: The self concept revivited. Am. Psychologist, 1973, 28, 404-416.

FESTINGER, L.: A theory of cognitive dissonance. Stanford: Stanford Univ. Press, 1957.

FESTINGER, L. (ed.): Conflict, decision and dissonance. Stanford/California: Standford Univ. Press, 1964.

FICHTER, M.M. & KEESER, W.: Das Anorexia -nervosa-Inventar zur Selbstbeurteilung (ANIS). Arch. Psychiat. Nervenkr., 1980, 228, 67-89.

FILIPP, S.-H.: Korrelate des internen Selbstmodells: Situation, Persönlichkeit und elterlicher Erziehungsstil. Unveröffentlichte Dissertation, Trier: 1975.

FILIPP, S.-H.: Selbstkonzept-Forschung. Stuttgart: Klett-Cotta, 1979.

FILIPP, S.-H. (Hrsg.): Kritische Lebensereignisse. München: Urban & Schwarzenberg, 1981.

FILIPP, S.-H.: Formen der Auseinandersetzung mit schweren körperlichen Erkrankungen. Forschungsbericht 2 aus dem Projekt "Psychologie der Krankheitsbewältigung", Universität Trier, Fachbereich Psychologie, 1985.

FISHER, S. & CLEVELAND, S.E.: Body image and personality. New York: Dover Publ. Inc., 1968^2.

FISHER, S.: Body experience in fantasy and behavior. New York: Appleton-Century-Crofts, 1970.

FISHER, S.: Body experience before and after surgery. Perceptual & Motor Skills, 1978, 46, 699-702.

FRANK, D. et al.: Mastectomy and sexual behavior: a pilot study. Sexuality & Disability, 1978, 1(1), 16-26.

FREDERIKS, J.A.M.: Disorders of the body schema. In: VINKEN, P.J. & BRUYN, G.W. (eds): Handbook of clinical neurology. Vol. IV. Amsterdam, 1969, 207-240.

FREYBERGER, H. & SPEIDEL, H.: Die supportive Psychotherapie in der klinischen Medizin. Psychiatrie und Psychosomatik. Biblthca Psychiat., 1976, 152, 141-169.

FRICK-BRUDER, V.: Psychologically digesting mastectomy and its sexual problems. Z.f. Allgemeinmedizin, 1980, 56 (2), 107-109.

FRICK-BRUDER, V.: Psychologische Aspekte in der Betreuung der mammaabladierten Patientin. In: JORES, A. (Hrsg.): Praktische Psychosomatik. Bern: Huber Verlag, 1981^2.

GARNER, D.M.: Body image in anorexia nervosa. Can. J. Psychiatry, 1981, 26, 224-227.

GAUS, E. & KÖHLE, K.: Die Therapie der chronischen terminalen Niereninsuffizienz aus psychosomatischer Sicht: Hämodialyse und Transplantation. In: UEXKÜLL, T.v. et al.: Lehrbuch der psychosomatischen Medizin. München: Urban & Schwarzenberg, 1981^2, 792-813.

GELLERT, E.: Children's conceptions of the content and functions of the human body. Genetic Psychol. Monogr., 1962, 65, 293-405.

GERSTMANN, J.: Psychological and phenomenological aspects of disorders of the body-image. J. of Nervous Mental Disease, 1958, 126, 499-512.

GLUCKSMAN, M.L. & HIRSCH, J.: The response of obese patients to weight reduction: III. The perception. Psychosomatic Medicine, 1969, 310, 1-7.

GOIN, J.M. & GOIN, M.K.: Changing the body. Psychological effects of plastic surgery. Baltimore: Williams & Wilkins, 1981.

GORE, S.: The effect of social support in moderating the health consequences of unemployment. J. of Health & Soc. Behavior, 1978, 17, 157-165.

GOTTLIEB, B.H.: Social networks and social support. Beverly Hills: Sage, 1981.

GREER, S.T. et al.: Psychological response to breast cancer: Effect of outcome. Lancet, 1979, 13, 785-787.

HAAN, N.: Coping and defending: Processes of self-environment organization. New York: Academic Press, 1977.

HARRELL, H.C.: Rehabilitation - quality of survival. 15th Annual clinical conference on cancer. Chicago: Year Book Medical Publishers, 1972:

HARVEY, J.H. & SMITH, W.P.: Social psychology. An attributional approach. Saint Louis: Mosby Company, 1977.

HAUPERT, M.: Persönlichkeitsstruktur von Patientinnen nach Mastektomie und ihre Beziehung zur Krankheitsverarbeitung. Unveröffentlichte Dissertation, Homburg/Saar: 1982.

HEAD, H. & HOLMES, G.: Sensory disturbances from cerebral lesions. Brain, 1911, 102-254.

HEAD, H.: Studies in neurology. Vol. II, London: Oxford University Press, 1920.

HEESEN, H. & KOLECKI, S.: Personal and psychosocial problems in mastectomy for breast cancer and the possibility for adjustment. Onkologie, 1982, 5 (Suppl.), 56-62.

HEIDER, F.: The psychology of interpersonal relations. New York: John Wiley & Sons, 1958.

HENKER, F.O.: Body image in obstetrics and gynaecology. Obstetrics & Gynaecology Annual, 1982, 11, 341-348.

HERSCHBACH, P.: Psychosoziale Probleme und Bewältigungsstrategien von Brust- und Genitalkrebspatientinnen. München: Gerhard Röttger Verlag, 1985.

HILL, O.W.: Anorexia nervosa. In: Modern Trends in Psychosomatic Medicine. Bd. 3. London, Boston: Butterworth, 1976.

HINTON, J.: Bearing cancer. In: MOOS, R.H. (ed.): Coping with physical illness. New York: Plenum Press, 1977, 59-72.

HOLMES, T.H. & RAHE, R.H.: The social readjustment rating scale. J. of Psychosomatic Res., 1967, 11, 213-218.

IRLE, M.: Lehrbuch der Sozialpsychologie. Göttingen: Hogrefe Verlag, 1975.

JAMISON, K.R. et al.: Psychosocial aspects of mastectomy: I. The women's perspective. Am. J. Psychiat., 1978, 135, 432-436.

JORASCHKY, P.: Das Körperschema und das Körper-Selbst als Regulationsprinzipien der Organismus-Umwelt - Interaktion. München: Minerva Publikation, 1983.

JORASCHKY, P.: Das Körperschema und das Körper-Selbst. In: BRÄHLER, E. (Hrsg.): Körpererleben. Berlin: Springer Verlag, 1986, 34-49.

JOURARD, S.M. & SECORD, P.F.: Body cathexis and personality. British J. of Psychol., 1955a, 46, 130-138.

JOURARD, S.M. & SECORD, P.F.: Body-cathexis and the ideal female figure. J. abnorm. soc. Psychol., 1955b, 50, 243-246.

JUDMAIER, E. (Hrsg.): Chirurgische Therapie des Mammakarzinoms. Basel: Karger, 1980.

KATSCHNIG, H. (Hrsg.): Sozialer Streß und psychische Erkrankung. Lebensverändernde Ereignisse als Ursache seelischer Störungen. München: Urban & Schwarzenberg, 1980.

KELLEY, H.H.: The processes of causal attribution. Am. Psychologist, 1973, 28, 107-128.

KEREKJARTO, M. von: Psychosoziale Faktoren bei der Therapie und Betreuung von Neoplasiepatienten. Med. Klinik, 1982a, 77, (10), 314-316.

KEREKJARTO, M. von: Über die Notwendigkeit einer psychosozialen Versorgung onkologisch und hämatologisch Kranker im Krankenhaus. In: BECKMANN, D. et al. (Hrsg.): Medizinische Psychologie. Berlin: Springer Verlag, 1982b, 337-353.

KIENER, F.: Untersuchungen zum Körperbild (Body Image). 1. Teil. Z. f. Klin. Psychol. & Psychother., 1973, 21, 335-351.

KNÖRR, K. et al.: Lehrbuch der Geburtshilfe und Gynäkologie. Berlin: Springer Verlag, 1982.

KOCH, U.: Psychotherapie im medizinischen Bereich. In: BAUMANN, U. et al. (Hrsg.): Klinische Psychologie. Trends in Forschung und Praxis. Bd. 5. Bern u.a.: Verlag H. Huber, 1982, 188-227.

KOENIG, R. et al.: The emotional status of cancer patients as measured by psychological tests. J. of Chronic Diseases, 1967, 20, 923-930.

KOHN, J.: Psychological impact of two types of breast surgery. J. of the American Medical Association, 1982, 248, (5), 1800.

KOLB, L.C.: Disturbance of the body image. In: ARIETI, S. (ed.): American handbook of psychiatry. New York: Basic Books, 1959, 749-769.

KRIZ, J.: Statistik in den Sozialwissenschaften. Reinbek: Rowohlt Verlag, 1973.

KRÜSKEMPER, G.M. & SCHEJBAL, P.: Kranksein als Stress. In: EIFF, A.W. von (Hrsg.): Stress. Stuttgart: Thieme Verlag, 1980, 154-164.

KÜBLER-ROSS, E.: Interviews mit Sterbenden. Stuttgart: Kreuz Verlag, 1980^{12}.

KURTZ, R.M.: Sex differences and variations on body attitude. J. of Consult. & Clin. Psychol. 1969, 33, 625-629.

LAZARUS, R.S. et al.: Ansatz zu einer kognitiven Gefühlstheorie. In: BIRBAUMER, N. (Hrsg.): Neuropsychologie der Angst. München: Urban & Schwarzenberg, 1973, 158-183.

LAZARUS, R.S.: Stress- und Stressbewältigung - ein Paradigma. In: FILIPP, S.-H. (Hrsg.): Kritische Lebensereignisse. München: Urban & Schwarzenberg, 1981, 198-232.

LAUCKEN, U.: Naive Verhaltenstheorie. Stuttgart: Klett Verlag, 1974.

LERNER, R.M. & BRACKNEY, B.E.: The importance of inner and outer body parts attitudes in the self-concept of late adolescents. Sex Roles, 1978, 4, (2), 225-238.

LERNER, R.M. et al.: Relations among physical attractiveness, body attitudes and self-concept in male and female college students. J. of Psychol., 1973, 85, 119-129.

LEWIN, K.: Field theory in Social Science. New York: Harper, 1951.

MAGUIRE, G.P. & CHIR, B.: The psychological and social
sequelae of mastectomy. In: HOWELLS, J.G. (ed.):
Modern Perspectives in the psychiatric aspects of
surgery. New York: Brunner/Mazel Inc., 1976.

MAGUIRE, G.P. et al.: Psychiatric problems in the first
year after mastectomy. British Medical. J., 1978, 1,
963-965.

MAGUIRE, G.P. et al.: Effect of Counseling on the
psychiatric morbidity associated with mastectomy.
Brit. Med. J., 1980, 281, 1454-1456.

MAGUIRE, G.P.: Psychiatric morbidity associated with
mastectomy. In: BAUM, M. et al.: Clinical trials in
early breast cancer. Basel: Experientia Supplement,
1982, Vol. 41.

MAHONEY, E.R.: Body cathexis and self-esteem: The
importance of subjective importance. J. of Psychol.,
1974, 88, 27-30.

McCOLLUM, P.S.: Adjustment to cancer: A psycho- and
rehabilitative perspective. Rehabilitation
Counceling Bulletin, 1978, 21, (3), 216-223.

McCREA, C.W. et al.: Body image: A selective review of
existing measurment techniques. Brit. J. Med.
Psychol., 1982, 55, 225-233.

MERLEAU-PONTY, M.: Phänomenologie der Wahrnehmung.
Berlin: de Gruyter, 1966.

MEYEROWITZ, B.E.: Psychosocial correlates of breast
cancer and its treatments. Psychol. Bulletin, 1980,
87, (1), 108-130.

MISCHEL, W.: Toward a cognitive social learning reconceptualization of personality. Psychol. Rev., 1973, 80, 252-283.

MOOS, R.H. (ed.): Coping with physical illness. New York: Plenum Medical Book Company, 1977.

MOOSBRUGGER, H.: Multivariate Statistische Analyseverfahren. Stuttgart: Kohlhammer Verlag, 1978.

MORRIS, T. et al.: Psychological and social adjustment to mastectomy. Cancer, 1977, 40, 2381-2387.

MORRIS, T.:Psychological adjustment to mastectomy. Cancer Treatment, 1979, 6, 41-61.

MORRIS, T.: The impact of the organization of treatment for breast cancer on quality of life. In: BAUM; M. et al.: Clinical trials in early breast cancer. Basel: Experientia Supplement, 1982, Vol. 41.

MRAZEK, J.: Zufriedenheit mit dem eigenen Körper. Kölner Beiträge zur Sportwissenschaft, 1983, 12.

MRAZEK, J.: Selbstkonzept und Körperkonzept. Schweizerische Zeitschrift f. Psychologie, 1984, 43, (1/2), 1-23.

MUTHNY, F.A. et al.: Psychosoziale Auswirkungen der Mastektomie und Bedarf an psychosozialer Versorgung - eine empirische Untersuchung mit Mammakarzinompatientinnen. Psychother. med. Psychol., 1986, 36, 240-249.

NEUBAUER, W.F.: Selbstkonzept und Identität im Jugendalter. München, Basel: 1976.

NORUSIS, M.J.: SPSS Introductory Guide. New York u.a.: McGraw Hill Book Company, 1982.

OESER, H. & KOEPPE, P.: Das Mammakarzinom: Folgerungen aus einer Altersbeziehung. GBK (Gesellschaft zur Bekämpfung der Krebskrankheiten Nordrhein-Westfalen e.V.), 1980, 8, (30), 9-11.

PARKES, C.M.: Factor determining the persistence of phantom pain in the amputee. J. Psychosom. Res., 1973, 17, 97-108.

PAULUS, P.: Selbstbeurteilung des eigenen Körpers. Neurologie & Psychiatrie, 1979a, 5, 46-56.

PAULUS, P. & OTTE, R.: Zur Erfassung der Zufriedenheit mit dem Aussehen des eigenen Körpers. Psychother. med. Psychol., 1979b, 29, 128-141.

PAULUS, P.: Zur Erfahrung des eigenen Körpers. Weinheim: Beltz Forschungsberichte, 1982.

PEARLSON, G.D. et al.: Body image in obese adults. Psychological Medicine, 1981, 11, 147-154.

PENFIELD, W. & RASMUSSEN, T.: The celebral cortex of man. New York: McMillian Publ., 1950.

PFLEIDERER, M. & EISSENHAUER, W. (Hrsg.): Probleme der Krebsnachsorge, Prognose, Begutachtung und Rehabilitation bei gynäkologischen Karzinomen. Beiträge zur Onkologie, 1980, 4, 125.

PIAGET, J.: Das Erwachen der Intelligenz beim Kinde. Stuttgart: Klett Verlag, 1969.

PICK, A.: Störungen der Orientierung am eigenen Körper. Psychologische Forschung, 1922, 1, 303-318.

POLIVY, J.: Psychological effects of mastectomy on the woman's feminine self-concept. J. Nervous and Mental Disease, 1977, 164, (2), 77-87.

POSTMAN, L.: Toward a general theory of cognition. In: ROHRER, J.H. & SHERIF, M. (eds): Social Psychology at the Crossroads. New York: Harper, 1951, 242-272.

POSTMAN, L.: Perception and learning. In: KOCH, S. (ed.): Psychology: A study of science. Vol. 5. New York: McGraw Hill, 1963.

QUINT, J.C.: The Impact of Mastectomy. Am. J. of Nursing, 1963, 63, (11), 88-92.

RAY, C.: Psychological aspects of early breast cancer and its treatment. In: RACHMAN, S. (ed.): Contributions of medical psychology. Vol. 2. Oxford: Pergamon Press, 1980.

RENNEKER, R.E. & CUTLER, M.: Psychological problems of cancer of the breast. J. of the American Medical Association, 1952, 148, 833-838.

ROGENTINE, G.N. et al.: Prospective factors in the prognosis of malignant melanomia: a prospective study. Psychosomatic Medicine, 1979, 41, 647-655.

ROSEMEIER, H.P. (Hrsg.): Medizinische Psychologie. Stuttgart: Enke Verlag, 1978.

ROSEN, G.M. & ROSS, A.O.: Relationship of body image to self-concept. J. of Consulting & Clinical Psychol., 1968, 32, (1), 100.

ROSSER, J.E.: The interpretation of woman's experience: a critical appraisal of the literature on breast cancer. Social Science and Medicine. Part E. Medical Psychology, Oxford: 1981, 15, (4), 257-265.

SACHS, L.: Statistische Auswertungsmethoden. Berlin: Springer Verlag, 1969.

SANGER, C.K. & REZNIKOFF, M.: A comparison of the psychological effects of breast saving procedures with modified mastectomy. Cancer, 1981, 48, 2341-2346.

SCHAIN, W.: Psychological impact of the diagnosis of breast cancer on the patient. In: VAETH, J.M. (ed.): Breast cancer. Vol. 11. Basel: S. Karger, 1976, 68-69.

SCHILDER, P.: Das Körperschema. Ein Beitrag zur Lehre vom Bewußtsein des eigenen Körpers. Berlin: Springer, 1923.

SCHILDER, P.: The image and the appearance of the human body. London: Kegan Paul, Trench & Trubner, 1935.

SCHMIDT, L.R.: Psychologie in der Medizin. Stuttgart: Thieme Verlag, 1984.

SCHMIDT-MATTHIESEN, H.: Gynäkologie und Geburtshilfe. Stuttgart: Schattauer Verlag, 1979.

SCHON, M.: The meaning of death and sex to cancer patients. J. of Sex Research, 1968, 4, (4), 288-302.

SCHRÖDER, A.: Psychische Bewältigungsstrategien bei Brustkrebspatientinnen. Frankfurt: Lang Verlag, 1985.

SCHUCHARD-FICHER et al.: Multivariate Analysemethoden. Berlin: Springer Verlag, 1982.

SCHWAB, J.J. & HARMELING, J.D.: Body image and medical illness. Psychosomatic Medicine, 1968, 25, (1), 51-61.

SCHWEPPE, K.W. & FELDMANN, H.U.: Mammakarzinome: Wann kann auch eingeschränkt radikal operiert werden? Gyne, 1984, 5, 1-6.

SECORD, P.F. & JOURARD, S.M.: The appraisal of body cathexis: Body cathexis and the self. Journal of Consulting Psychology, 1953, 17, 343-347.

SECORD, P.F. & BACKMAN, C.W.: Social psychology. New York: Mc Graw Hill, 1964.

SEEBAUM, K.: Rehabilitation und Kosmetik. Berlin: Marhold Verlag, 1979, 62-95.

SEIDEL, U.: Psychologische Verarbeitungsformen der Mastektomie. Unveröffentlichte Dissertation, Bonn: 1980.

SEIDEL, U.: Psychologische Verarbeitungsformen der Mastektomie. Zeitschrift für Individualpsychologie, 1982, 7, 14-21.

SHONTZ, F.C.: Some characteristics of body size estimation. Perc. & Motor Skills, 1963, 16, 665-671.

SHONTZ, F.C.: Body image and its disorders: International J. of Psychiat. in Medicine, 1974, 5, 461-472.

SHONTZ, F.C.: The psychological aspects of physical illness and disability. New York: McMillian Publ., 1975, 61-81.

SIEGEL, S.: Nonparametric statistics. New York: McGraw Hill, 1956.

SILBERFARB, P.M.: Psychiatric themes in the rehabilitation of mastectomy patients. International J. of Psychiatry in Medicine, 1977/78, 8, 159-167.

SILBERFARB, P.M. et al.: Psychosocial aspects of neoplastic disease: I. Functional status of breast cancer patients during different treatment regimens. Am. J. of Psychiat., 1980, 137, 450-455.

SOLOREN, K.A.: The phantom phenomenon in Finnish war veterans. Acta Orthop. Scand., 1962, Suppl. 3, 119.

SPEIDEL, H. et al.: Untersuchungen zur Psychologie der Schrittmacherpatienten. Verh. Dtsch. Ges. Inn. Med., 1969, 75,746.

STRAFFIERI, J.R.: A study of social stereotype of body image in children. J. Person. & Soc. Psychol., 1967, 7, 101-104.

STRAUß, B. & APPELT, H.: Ein Fragebogen zur Beurteilung des eigenen Körpers. Diagnostica, 1983, 29, (2), 145-164.

STROBER, M.: The relation of personality characteristics to body image disturbances in juvenile anorexia nervosa: a multivariate analysis. Psychosomatic Medicine, 1981, 43, (4), 323-330.

ULLRICH, R. & ULLRICH de MUYNCK, R.: Das Emotionalitätsinventar (EMI) - Struktur und faktorenanalytische Untersuchungen streßinduzierter Antworten. Diagnostica, 1975, 21, (2), 84-95.

WAGNER, G.: Epidemiologie und Ätiologie des Mammakarzinoms. GBK (Gesellschaft zur Bekämpfung der Krebserkrankungen Nordrhein-Westfalen e.V.), 1985,13, (45), 3-11.

WALDENFELS, B.: Das Problem der Leiblichkeit bei MERLEAU-PONTY. In: PETZOLD, H. (Hrsg.): Leiblichkeit. Paderborn: Jungfermann Verlag, 1985.

WEISMAN, A.D. & WORDEN, J.M.: Psychological analysis of cancer deaths. Omega, 1975, 6, 61-75.

WEIZSÄCKER, V.von: Der kranke Mensch. Eine Einführung in die medizinische Anthropologie. Stuttgart: Köhler Verlag, 1951.

WELLISCH, D.K. et al.: Psychosocial aspects of mastectomy: II. The man's perspective. Am. J. Psychiat., 1978, 135, 543-546.

WHITE, W.F. & WASH, J.A.: Prediction of successfull college academic performance from measures of body cathexis, selfs-cathexis and anxiety. Perc. & Motor Skills, 1965, 20. 431-432.

WINICK, L. & ROBBINS, G.F.: Physical and psychological adjustment after mastectomy. Cancer, 1977, 39, 478-486.

WINKLER, W.A.: Choosing the prothesis and clothing. American J. of Nursing, 1977, 77, 1433-1436.

WOODS, N.F.: Psychological aspects of breast cancer: review of the literature. J. of Obstetric Gynaecology & Neonatal Nursing (JOGN), 1975, 4, (5), 15-22.

YOUNG, M. & REEVE, T.G.: Discriminant analysis of personality and body-image factors of females differing in percent body fat. Perc. & Motor Skills, 1980, 50, 547-552.

ZIEGLER, G.: Psychosomatische Aspekte der Onkologie. Stuttgart: Enke Verlag, 1982.

ZIEGLER, G.: Psychosomatik von Tumorpatienten. In: BASLER, H.-D. & FLORIN, I. (Hrsg.): Klinische Psychologie und körperliche Erkrankung. Stuttgart: Kohlhammer Verlag, 1985, 161-184.

ZIEGLER, G. et al.: Psychische Reaktionen und Krankheitsverarbeitung von Tumorpatienten - weitere Ergebnisse. Psychother. med. Psychol., 1986, 36, 150-158.

M. ANHANG

1. Körpererfahrungs-Fragebogen

1.1 Für mastektomierte und an Mamma-Karzinom erkrankte Frauen

1.1.1 Bei Patientinnen nach PATEY-Operation

POSTOPERATIVE ERSTBEFRAGUNG

für Patientinnen mit Operation nach PATEY

Ziel der Befragung

Diese Befragung soll dazu beitragen, daß Ärzte und Schwestern der Universitäts- Frauenklinik Münster mehr darüber erfahren, wie Patientinnen ihre Operation erleben, unter welchen Beschwerden sie leiden und welche Schwierigkeiten sie zu bewältigen haben. Nur wenn Ärzte und Schwestern besser über ihre Patientinnen informiert sind, können sie ihren Patientinnen angemessener helfen.

Alle Ergebnisse werden selbstverständlich anonym gehandhabt, d.h. behandelnde Ärzte und Schwestern erfahren nicht Ihren persönlichen Standpunkt, noch wird Ihr Name bei der Verarbeitung der Daten weitergegeben.

Name: Vorname:

1) die wievielte Befragung:
2) Code-Nr.:
3) Datum: (in Monaten)
4) geb.:   Alter: (in Jahren)
5) Schulabschluß:

   1 Haupt(Volks-)schule   0
   2 Mittlere Reife   0
   3 Fachschule/Fachoberschule u.Ä. 0
   4 Handelsschule   0
   5 Abitur   0
   6 Sonstiges:......................0

6) **Erlernter Beruf**:....................

   1 Keine Berufsausbildung   0
   2 Berufsausbildung   0
   3 Studium   0

7) **Momentaner Beruf**:....................

   1 Freier Beruf(Arzt,Anwalt,Leiter
      von Unternehmen)   0
   2 Höherer Beamter,leitender
      Angestellter   0
   3 Beamter, Angestellter   0
   4 Selbständiger
      Gewerbetreibender, Landwirt 0
   5 Facharbeiter   0
   6 Arbeiter   0
   7 Hausfrau, mithelfende Familien-
      angehörige   0
   8 Schüler, Lehrling, Student 0
   9 Rentner, Pensionär   0
  10 ohne Beruf   0
  11 Sonstiges:..................... 0

8) **Familienstand**

   1 ledig   0
   2 verheiratet   0
   3 geschieden   0
   4 verwitwet   0

☐ 9) **Leben Sie z.Zt. mit einem Partner zusammen?**

    1 ja   0
    2 nein   0

☐☐ 10) **Haben Sie Kinder geboren?**

    1 ja   0   wieviele:....
    2 nein   0

☐ 11) **Haben Sie gestillt?**

    1 ja   0
    2 nein   0

☐ 12) **Wie fühlten Sie sich bezüglich Ihres Aussehens als Sie schwanger waren?**

    1 eher häßlich   0
    2 weder/noch   0
    3 eher attraktiv   0

☐ 13) **Momentanes Körpergewicht:............(in kg)**
       Körpergröße   :............(in cm)

    1 starkes Übergewicht   0
    2 Übergewicht   0
    3 Normalgewicht   0
    4 Untergewicht   0
    5 Starkes Untergewicht   0

Kam es seit der Operation zu einer Gewichtszu-bzw.abnahme?

☐☐ 14) **Gewichtszunahme**   0(in kg)
☐☐ 15) **Gewichtsabnahme**   0(in kg)

☐ 16) **Überwiegende Körbchengröße des BH's vor der Operation**

    1 A   0
    2 B   0
    3 C   0
    4 D   0
    5 Übergröße   0

☐ 17) **Art des operativen Eingriffs**

    1 Reduktionsmastektomie nach BELLER   0
    2 Subkutane Mastektomie   0
    3 PATEY-Operation   0

☐☐ 18) **Zeitlicher Abstand zur Operation:**....(in Monaten)

☐☐☐ 19) **TNM-Befund zum Zeitpunkt der Operation:**......

☐ 20) **Radiatio**

    1 ja   0
    2 nein   0

☐ 21) **Chemotherapie**

    1 adjuvant   0
    2 therapeutisch   0
    3 nein   0

☐ 22) **Wie zufrieden sind Sie mit dem augenblicklichen Ergebnis der Operation?**

sehr zu- frieden	eher zu- frieden	weder/ noch	eher un- zufrieden	sehr un- zufrieden
0	0	0	0	0
5	4	3	2	1

☐ 23) **Welche Nachteile hatte die angewendete Operationsmethode für Sie?**

    1 Keine   0
    2 Verlust einer Mamille/beider Mamillen   0
    3 Verlust einer Brust/beider Brüste   0
    4 Verlust der Symmetrie   0
    5 Lymphödem   0
    6 Wundheilungsstörung   0
    7 Sonstiges:...............................0

☐ **24) Welche Vorteile hatte die angewendete Operationsmethode für Sie?**

    1 Keine   0
    2 Operation nur einer Brust   0
    3 Sonstiges:............................0

☐ **25) Haben Sie Ihre Brust nach der Operation schon angesehen?**

    1 ja   0
    2 nein   0

☐☐☐ **26) Wenn ja, nach wieviel Tagen?**.................

27) Was haben Sie dabei erlebt? Waren Sie

	sehr über- rascht	eher über- rascht	weder/ noch	eher darauf gefaßt	sehr darauf gefaßt
☐	0---------- 1	----------0---------- 2	----------0---------- 3	----------0---------- 4	----------0 5

	sehr er- schrocken	eher er- schrocken	weder/ noch	es gefiel mir	es gefiel mir sehr
☐	0---------- 1	----------0---------- 2	----------0---------- 3	----------0---------- 4	----------0 5

	sehr nieder- geschlagen	eher nieder- geschlagen	weder/ noch	eher zuver- sichtlich	sehr zuver- sichtlich
☐	0---------- 1	----------0---------- 2	----------0---------- 3	----------0---------- 4	----------0 5

☐ **28) Haben Sie die operierte Brust selbst schon berührt?**

    1 ja   0
    2 nein   0

☐☐☐ **29) Wenn ja, nach wieviel Tagen?**.................

30) **Was haben Sie dabei gespürt? Fühlten Sie sich/ spürten/waren Sie**

☐
sehr un- wohl	eher un- wohl	weder/ noch	eher wohl	sehr wohl
0	0	0	0	0
1	2	3	4	5

☐
großen Wider- willen	etwas Wider- willen	weder/ noch	konnte es ak- zeptieren	konnte es sehr gut akzeptieren
0	0	0	0	0
1	2	3	4	5

☐
sehr über- rascht	eher über- rascht	weder/ noch	eher darauf gefaßt	sehr darauf gefaßt
0	0	0	0	0
1	2	3	4	5

☐ 31) **Hat Ihr Partner die operierte Brust schon gesehen?**

1 ja   0
2 nein   0

☐☐☐ 32) **Wenn ja, nach wieviel Tagen?**................

☐ 33) **Wie haben Sie sich dabei gefühlt?**

sehr un- wohl	eher un- wohl	weder/ noch	eher wohl	sehr wohl
0	0	0	0	0
1	2	3	4	5

☐ 34) **Hat Ihr Partner Ihre operierte Brust schon berührt?**

1 ja   0
2 nein   0

☐☐☐ 35) **Wenn ja, nach wieviel Tagen**................

☐ 36) **Wie haben Sie sich dabei gefühlt?**

```
sehr un-      eher un-      weder/        eher          sehr
wohl          wohl          noch          wohl          wohl
0-------------0-------------0-------------0-------------0
1             2             3             4             5
```

☐ 37) **Haben Sie sich Ihren Kindern schon unbekleidet gezeigt?**

```
1 ja                                    0
2 nein                                  0
```

☐☐☐ 38) **Wenn ja, nach wieviel Tagen?**................

☐ 39) **Wie haben Sie sich dabei gefühlt?**

```
sehr un-      eher un-      weder/        eher          sehr
wohl          wohl          noch          wohl          wohl
0-------------0-------------0-------------0-------------0
1             2             3             4             5
```

40) **Wie zufrieden waren Sie früher/sind Sie heute mit dem Aussehen Ihrer Brüste?**

```
sehr zu-      eher zu-      weder/        eher un-      sehr un-
frieden       frieden       noch          zufrieden     zufrieden
```

☐ vor der Operation:
```
0-------------0-------------0-------------0-------------0
5             4             3             2             1
```
☐ heute:
```
0-------------0-------------0-------------0-------------0
5             4             3             2             1
```

41) **Wie zufrieden waren Sie früher/sind Sie heute mit dem Aussehen Ihres Körpers insgesamt?**

```
sehr zu-      eher zu-      weder/        eher un-      sehr un-
frieden       frieden       noch          zufrieden     zufrieden
```

☐ vor der Operation:
```
0-------------0-------------0-------------0-------------0
5             4             3             2             1
```
☐ heute:
```
0-------------0-------------0-------------0-------------0
5             4             3             2             1
```

42) **Wenn Sie sich vergleichen mit Frauen Ihren Alters, wie attraktiv fanden Sie sich vor der Operation/finden Sie sich heute?**

| sehr attraktiv | eher attraktiv | weder/ noch | eher un- attraktiv | sehr un- attraktiv |

☐ vor der Operation:
o-----------o-----------o-----------o-----------o
5   4   3   2   1

☐ heute:
o-----------o-----------o-----------o-----------o
5   4   3   2   1

43) **Wie gut konnten Sie sich vor der Operation/können Sie sich heute leiden?**

| sehr gut | eher gut | weder/ noch | eher schlecht | sehr schlecht |

☐ vor der Operation:
o-----------o-----------o-----------o-----------o
5   4   3   2   1

☐ heute:
o-----------o-----------o-----------o-----------o
5   4   3   2   1

44) **Wie gut konnten Sie vor der Operation/können Sie heute Ihr Leben genießen?**

| sehr gut | eher gut | weder/ noch | eher schlecht | sehr schlecht |

☐ vor der Operation:
o-----------o-----------o-----------o-----------o
5   4   3   2   1

☐ heute:
o-----------o-----------o-----------o-----------o
5   4   3   2   1

Wenn Sie heute Ihr Leben so geniessen können wie vor der Operation, gab es Phasen nach der Operation, in denen das nicht der Fall war?

☐   1 ja   0
     2 nein   0

Wenn ja, wie lange hat es gedauert, bis Sie Ihr Leben wieder so geniessen konnten wie früher? Dauerte es nach der stationären Entlassung:

☐
einige Tage	2 Wochen	4 Wochen	8 Wochen	3 Monate und mehr
0	0	0	0	0
5	4	3	2	1

45) Wie gesund fühlten Sie sich in der Regel vor der Operation/ wie gesund fühlen Sie sich heute?

sehr gesund	eher gesund	weder/ noch	eher krank	sehr krank

☐ vor der Operation:
0	0	0	0	0
5	4	3	2	1

☐ heute:
0	0	0	0	0
5	4	3	2	1

Wenn Sie sich heute so gesund fühlen wie vor der Operation, gab es Phasen nach der Operation, wo das nicht der Fall war?

☐   1 ja   0
     2 nein   0

Wenn ja, wie lange hat es gedauert, bis Sie sich wieder so gesund fühlten wie früher? Dauerte es nach der stationären Entlassung:

☐
einige Tage	2 Wochen	4 Wochen	8 Wochen	3 Monate und mehr
0	0	0	0	0
5	4	3	2	1

☐ 46) **Tragen Sie einen wattierten BH/eine äußere Prothese im BH?**

    1 regelmäßig   0
    2 manchmal   0
    3 gar nicht   0

47) **Welche Empfindungen treten nach der Operation in der Regel ihrem Körper gegenüber auf?**

bin sehr ablehnend	bin eher ablehnend	weder/ noch	kann ihn eher akzeptieren	kann ihn sehr akzeptieren
0	0	0	0	0
1	2	3	4	5

☐ fühle mich im Körper

sehr unwohl	eher unwohl	weder/ noch	eher wohl	sehr wohl
0	0	0	0	0
1	2	3	4	5

☐ neige dazu, meinen Körper

stark zu verbergen	eher zu verbergen	weder/ noch	eher zu betonen	sehr zu betonen
0	0	0	0	0
1	2	3	4	5

☐ 48) **Hat sich Ihr Verhalten seit der Operation in folgenden Bereichen verändert?**

Ernährung

achte auf besonders gesunde/ kaloriengerechte Ernährung	weder/ noch	schenke Ernährung weniger Beachtung
0	0	0
1	2	3

☐ Kleidung

kleide mich besonders sorgfältig	weder/ noch	schenke Kleidung weniger Beachtung
0	0	0
1	2	3

☐ Sport

treibe mehr Sport	weder/ noch	treibe weniger Sport
0	0	0
1	2	3

```
          Körperpflege    achte vermehrt      weder/        achte weniger
                          auf Körper-         noch          auf Körper-
                          pflege                            pflege
☐                         0---------------0---------------0
                          1               2               3
```

☐ **49) Können Sie seit der Operation bestimmte körperliche Tätigkeiten nicht mehr so gut ausführen?**

    1 ja   0
    2 nein   0

Wenn ja, welche nicht mehr so gut?

☐   1 Schweres Heben/Tragen   0
    2 Kraftvolles Zupacken   0
    3 Sonstiges:........................0

Partnerschaft   **ja**   **nein**

☐ 50) Ist Ihre Partnerschaft durch die Erkrankung belastet worden?   0   0
                                                                     (1)   (2)

☐ 51) Hat die Erkrankung Ihren Partner und Sie näher aneinandergebunden?   0   0
                                                                 (2)   (1)

☐ 52) Können Sie jetzt Schwierigkeiten gemeinsam besser lösen?   0   0
                                                                 (2)   (1)

☐ 53) Haben Sie beide Schwierigkeiten über die Erkrankung zu sprechen?   0   0
                                                                (1)   (2)

54) Wie zufrieden waren Sie früher/sind Sie heute mit der Partnerschaft?

vor der Operation:

```
          sehr zu-      eher zu-      weder/        eher un-      sehr un-
          frieden       frieden       noch          zufrieden     zufrieden

☐         0-------------0-------------0-------------0-------------0
          5             4             3             2             1

          heute:

☐         0-------------0-------------0-------------0-------------0
          5             4             3             2             1
```

55) **Wie zufrieden waren Sie früher/sind Sie heute mit Ihrer sexuellen Beziehung zum Partner?**

sehr zu- frieden	eher zu- frieden	weder/ noch	eher un- zufrieden	sehr un- zufrieden

vor der Operation:

☐ 0------------0------------0------------0------------0
   5   4   3   2   1

heute:

☐ 0------------0------------0------------0------------0
   5   4   3   2   1

☐ 56) **Wenn Sie unzufrieden sind, welche Gründe spielen heute eine Rolle?**

1 Angst vor Schmerzen/Beschwerden bei
   Berührung der Brüste   0
2 Ich schäme mich vor dem Partner   0
3 Ich habe Schwierigkeiten,
   etwas zu empfinden   0
4 Ich spüre von vornherein kein
   sexuelles Bedürfnis   0
5 Mein Partner hat Angst,
   mich zu berühren   0
6 Mein Partner hat kein Interesse   0
7 Sonstige Gründe:......................0

☐ 57) **Fühlen Sie sich manchmal als Frau minderwertig?**

1 ja   0
2 nein   0

Familie   **ja**   **nein**

☐ 58) Fühlen Sie sich manchmal nicht als vollwert-
      iges Familienmitglied durch Ihre Erkrankung?   0   0
                                                                                  (1)   (2)

☐ 59) Wird in Ihrer Familie vermieden, über Ihre
      Erkrankung zu reden?   0   0
                                                                                  (1)   (2)

☐ 60) Ist die Familie durch Ihre Erkrankung
      noch enger zusammengeschweißt worden?   0   0
                                                                                      (2)   (1)

Arbeitsbereich

	ja	nein

☐ 61) Fühlen Sie sich durch Ihre Erkrankung
nicht mehr so leistungsstark?   0 (1)   0 (2)

☐ 62) Fühlen Sie sich durch Ihre Erkrankung
unter Kollegen isoliert?   0 (1)   0 (2)

☐ 63) Fühlen Sie sich den täglichen Anforderungen an Ihrem Arbeitsplatz gewachsen?   0 (2)   0 (1)

Bekanntenkreis

☐ 64) Haben sich nach Ihrer Erkrankung
enge Freunde zurückgezogen   0 (1)   0 (2)

☐ 65) Fühlen Sie sich nach Ihrer Erkrankung von
Ihren Freunden so akzeptiert wie vorher?   0 (2)   0 (1)

☐ 66) Sprechen Sie mit Ihren Bekannten über
Ihre Erkrankung?   0 (2)   0 (1)

☐ 67) Fühlen Sie sich durch Ihre Erkrankung eingeschränkt, Beziehungen zu pflegen?   0 (1)   0 (2)

☐ 68) Haben Sie Hilfe Ihrer Freunde nach Ihrer
Erkrankung bekommen?   0 (2)   0 (1)

Wenn ja,
☐ 69) Konnten Sie diese Hilfe annehmen?   0 (2)   0 (1)

Weitere mögliche Auswirkungen der Erkrankung: ja   nein

☐ 70) Haben Sie durch Ihre Erkrankung Ihnen wichtige
Planungen/Tätigkeiten aufgeben müssen?   0 (1)   0 (2)

Wenn ja, welche?
....
....

☐ 71) Sind Sie durch die Erkrankung persönlich
reifer geworden?   0 (2)   0 (1)

☐ 72) Sind Sie seit der Erkrankung aufgeschlossener
für die Probleme anderer?   0 (2)   0 (1)

		ja	nein
☐ 73)	Hat die Erkrankung bei Ihnen zu einer vermehrten Beschäftigung mit Religion geführt?	0 (2)	0 (1)
☐ 74)	Sind Sie seit der Erkrankung gelassener geworden?	0 (2)	0 (1)

Aktuelle Beschwerden in diesen Tagen

Körperliche Beschwerden

		häufig	manchmal	selten	gar nicht
☐ 75)	Narbenschmerzen	4	3	2	1
☐ 76)	Prickeln, Jucken, Kribbeln im Narbenbereich	4	3	2	1
☐ 77)	Gefühllosigkeit der Brustwarze	4	3	2	1
☐ 78)	Gefühl, als ob die Brüste in alter Größe/Schwere noch vorhanden sind	4	3	2	1
☐ 79)	Gefühl, als wenn die Brüste an ungleichen Stellen sitzen	4	3	2	1
☐ 80)	Gefühl, als wenn die Brüste ungleich schwer sind	4	3	2	1

Aktuelles Befinden

		häufig	manchmal	selten	gar nicht
☐ 81)	Sind Sie niedergeschlagen	4	3	2	1
☐ 82)	Voller innerer Unruhe	4	3	2	1
☐ 83)	Allgemein erschöpft	4	3	2	1
☐ 84)	Leiden Sie an Schlaflosigkeit	4	3	2	1
☐ 85)	Sind Sie leicht reizbar	4	3	2	1
☐ 86)	Fühlen Sie sich hilflos	4	3	2	1

☐ **87) Was tun Sie gegen augenblickliche körperliche Beschwerden?**

    1 Keine vorhanden   0
    2 Massieren des Narbengebietes   0
    3 Gymnastik   0
    4 Lymphdrainage   0
    5 Einpudern des Brustbereiches   0
    6 Sonstiges:..........................0
    7 Gar nichts   0

☐ **88) Was tun Sie gegen aktuelle Störungen des Befindens?**

    1 Keine vorhanden   0
    2 Mit Partner/Freunden reden   0
    3 sich bewußt ablenken   0
    4 Sich selbst Mut machen   0
    5 Allein sein   0
    6 Schlafen   0
    7 Sonstiges:..........................0
    8 Gar nichts   0

Zum Schluß möchte ich Sie noch zur Diagnose der Erkrankung und dem erfolgten operativen Eingriff etwas fragen:

☐ **89) Wie häufig denken Sie an die Diagnose "Krebs"?**

gar nicht	selten	manchmal	häufig	sehr häufig
0	0	0	0	0
1	2	3	4	5

90) Wenn Sie an die Diagnose "Krebs" denken, sind Sie dann:

☐

sehr nieder-geschlagen	eher nieder-geschlagen	weder/noch	eher zuver-sichtlich	sehr zuver-sichtlich
0	0	0	0	0
1	2	3	4	5

☐

steigt starke Angst auf	verspüre eher Angst	weder/noch	bleibe eher unbekümmert	bleibe sehr unbekümmert
0	0	0	0	0
1	2	3	4	5

☐ 91) Wie häufig denken Sie an die Brustoperation?

```
    gar nicht    selten      manchmal     häufig     sehr häufig
    0------------0------------0------------0------------0
    1            2            3            4            5
```

92) Wenn Sie an die Brustoperation denken, sind Sie dann

```
    sehr nieder- eher nieder- weder/       eher zuver-  sehr zuver-
    geschlagen   geschlagen   noch         sichtlich    sichtlich
☐   0------------0------------0------------0------------0
    1            2            3            4            5

    steigt       verspüre     weder/       bleibe eher  bleibe sehr
    starke       eher Angst   noch         unbekümmert  unbekümmert
    Angst auf
☐   0------------0------------0------------0------------0
    1            2            3            4            5
```

1.1.2 Abgewandelte Items bei Patientinnen mit bilateraler modifizierter subkutaner Mastektomie mit Eigenaufbau nach BELLER

☐ **23) Welche Nachteile hatte die angewendete Operations-Methode für Sie?**

```
1 Keine                                       0
2 Beide Brüste mußten operiert werden         0
3 Verlust einer Brust/beider Brüste           0
4 Lymphödem                                   0
5 Wundheilungsstörung                         0
6 Sonstiges:..........................0
```

☐ **24) Welche Vorteile hatte die angewendete Operations-Methode für Sie?**

```
1 Keine                                       0
2 Sicherheit, daß andere Brust nicht
  auch befallen werden kann                   0
3 Möglichkeit des Aufbaus                     0
4 Symmetrie der Brüste                        0
5 Erhaltung der Mamille(n)                    0
6 Sonstiges:..........................0
```

1.2   Für die Kontrollgruppen

Fragebogen zum Körpererleben

für Kontrollgruppen

Ziel der Befragung

In diesem Fragebogen geht es um Ihr Verhältnis zu Ihrem
eigenen Körper. Es werden z.B. Fragen gestellt, wie Sie
das Aussehen Ihres Körpers einschätzen, wie wohl Sie sich
in Ihrem Körper fühlen und wie Sie in der Regel mit Ihrem
Körper umgehen.
Der Fragebogen soll abschätzen helfen, inwieweit Sie
Probleme mit Ihrem Körper haben.
Die Befragung ist selbstverständlich anonym.
Kreuzen Sie bitte die auf Sie zutreffende Antwortmöglichkeit an.

Vielen Dank für Ihre Mitarbeit!

☐☐ 1) Datum:...................

☐ 2) Geschlecht

    1 männlich   0
    2 weiblich   0

☐☐ 3) Geburtsdatum:............(in Jahren)

☐ 4)a) Schulabschluß

    1 Hauptschule   0
    2 Mittlere Reife   0
    3 Fachschule/Fachoberschule 0
    4 Handelsschule   0
    5 Abitur   0
    6 Sonstiges:..................0

☐☐ 4)b) Sind Sie z.Z. berufstätig?

    ja, und zwar als   nein, ich bin

    1 Freiberufler/selbständiger   7 Hausfrau, mithelfende
      Unternehmer   0   Familienangehörige 0
    2 Beamter im gehobenen Dienst/   8 Schüler/Lehrling/
      leitender Angestellter   0   Student   0
    3 Beamter/Angestellter   0   9 Rentner/Pensionär 0
    4 Selbständiger Gewerbe-   10 z.Z. arbeitslos   0
      treibender/Landwirt   0
    5 Facharbeiter   0
    6 Arbeiter   0
   11 Sonstiges:..................0

☐ 5) Familienstand

    1 ledig   0
    2 verheiratet   0
    3 geschieden   0
    4 verwidwet   0

☐ 6) Leben Sie z.Z. mit einem Partner zusammen?

    1 ja   0
    2 nein   0

☐ 7)a) **Sind Sie z.Z. in ärztlicher Behandlung?**

    1 nein   0
    2 ja   0 Welche Behandlung bekommen Sie?
                                      ....
                                      ....
                                      ....

☐ 7)b) **Nehmen Sie z.Z. Medikamente ein?**

    1 nein   0
    2 ja   0 Welche Medikamente nehmen Sie?
                                      ....
                                      ....

☐ 8) **Wie schätzen Sie Ihr momentanes Körpergewicht ein?**

    1 Starkes Übergewicht   0
    2 Übergewicht   0
    3 Normalgewicht   0
    4 Untergewicht   0
    5 Starkes Untergewicht   0

☐☐ 9) **Wie groß sind Sie?**...........(in cm)

☐☐ 10) **Wieviel wiegen Sie?**..........(in kg)

--------------------**nur von Frauen auszufüllen**------------------

☐☐ 11) **Haben Sie Kinder geboren?**

    1 ja   0   wieviele:.......
    2 nein   0

☐ 12) **Wie fühlten Sie sich bezüglich Ihres Aussehens als Sie schwanger waren?**

    1 eher häßlich   0
    2 weder/noch   0
    3 eher attraktiv   0

☐ 13) **Haben Sie gestillt?**

    1 ja   0
    2 nein   0

☐ 14) **Momentane überwiegende Körbchengröße des BH's**

    1 A   0
    2 B   0
    3 C   0
    4 D   0
    5 Übergröße   0

15) Wie zufrieden sind Sie augenblicklich mit dem Aussehen Ihrer Brüste?

sehr zu-	eher zu-	weder/	eher un-	sehr un-
frieden	frieden	noch	zufrieden	zufrieden
0--------	----0-----	----0---	-----0----	------0
5	4	3	2	1

------------ab jetzt wieder für alle auszufüllen------------

16) Hat sich Ihr Körper dauerhaft negativ verändert (Unfall, Operation etc.)?

1 ja   0 wodurch?:...............   wann:..........
                      ....
2 nein   0

17) Wie zufrieden sind Sie heute mit dem Aussehen Ihres Körpers insgesamt?

sehr zu-	eher zu-	weder/	eher un-	sehr un-
frieden	frieden	noch	zufrieden	zufrieden
0--------	----0-----	----0---	-----0----	------0
5	4	3	2	1

18) Wenn Sie sich vergleichen mit anderen Ihres eigenen Geschlechts, wie attraktiv finden Sie sich heute?

sehr	eher	weder/	eher un-	sehr un-
attraktiv	attraktiv	noch	attraktiv	attraktiv
0---------	-----0-----	----0---	-----0-----	------0
5	4	3	2	1

19) Wie gut können Sie sich augenblicklich leiden?

sehr	eher	weder/	eher	sehr
gut	gut	noch	schlecht	schlecht
0----	--0---	---0----	----0-----	-----0
5	4	3	2	1

20) Wie gut können Sie im Augenblick Ihr Leben genießen?

sehr	eher	weder/	eher	sehr
gut	gut	noch	schlecht	schlecht
0----	--0---	---0----	----0-----	-----0
5	4	3	2	1

☐ **21) Wie gesund fühlen Sie sich z.Z.?**

sehr gesund	eher gesund	weder/ noch	eher krank	sehr krank
0	0	0	0	0
5	4	3	2	1

22) Welche Empfindungen treten momentan Ihrem Körper gegenüber auf?

Bin ihm gegenüber:

☐
sehr ablehnend	eher ablehnend	weder/ noch	kann ihn akzeptieren	kann ihn sehr akzeptieren
0	0	0	0	0
1	2	3	4	5

fühle mich im Körper:

☐
sehr unwohl	eher unwohl	weder/ noch	eher wohl	sehr wohl
0	0	0	0	0
1	2	3	4	5

neige dazu, meinen Körper:

☐
stark zu verbergen	eher zu verbergen	weder/ noch	eher zu betonen	sehr zu betonen
0	0	0	0	0
1	2	3	4	5

23) Welches körperbezogene Verhalten trifft auf Sie zu?

☐
Ernährung	achte auf besonders gesunde/kaloriengerechte Ernährung	weder/ noch	schenke Ernährung wenig Beachtung
	0	0	0
	1	2	3

☐
Kleidung	kleide mich besonders sorgfältig	weder/ noch	schenke Kleidung wenig Beachtung
	0	0	0
	1	2	3

☐
Sport	treibe aktiv Sport	weder/ noch	treibe kaum Sport
	0	0	0
	1	2	3

```
Körperpflege   achte vermehrt        weder/        schenke Körper-
               auf Körperpflege      noch          pflege kaum Be-
                                                   achtung
☐              0---------------0---------------0
               1               2               3
```

☐ **24) Treten bei Ihnen in diesen Tagen**
   Befindensstörungen auf?

```
                            häufig    manchmal   selten   gar nicht
Sind sie niedergeschlagen   0--------0--------0--------0
                            4        3        2        1
Voller innerer Unruhe       0--------0--------0--------0
                            4        3        2        1
Allgemein erschöpft         0--------0--------0--------0
                            4        3        2        1
Leiden Sie an
Schlaflosigkeit             0--------0--------0--------0
                            4        3        2        1
Sind Sie leicht reizbar     0--------0--------0--------0
                            4        3        2        1
```

2. Prozentwertangaben der Brustbeschwerden bei an Mamma-Karzinom erkrankten Frauen nach einer Mastektomie

Art der Beschwerden	Operationsart				Gesamt	
	B %	N	P %	N	%	N
Narbenschmerzen	51.4	19	46.2	12	49.2	31
Parästhesien (Prickeln, Jucken, Kribbeln) im Narbenbereich	38.9	14	46.2	12	41.9	26
Gefühllosigkeit der Brustwarze	56.3	18	———	———		
Phantombeschwerden						
- als ob die Brüste in alter Größe/Schwere noch vorhanden wären	10.5	4	30.8	8	18.8	12
- als wenn die Brüste an ungleichen Stellen sitzen würden	2.6	1	19.2	5	9.4	6
- als wenn die Brüste ungleich schwer wären	15.8	6	34.6	9	23.4	15

Tab. 27: Prozentwertangaben der Brustbeschwerden (selten bis häufig auftretend) bei an Mamma-Karzinom erkrankten Frauen nach einer Mastektomie
(B = Operation nach BELLER, N = 38; P = Operation nach PATEY, N = 26)

3. Beschreibung der Kontrollgruppen

3.1 Brustgröße

Brustgröße	Kontrollgruppen					
	KG 1 %	KG 1 N	KG 2 %	KG 2 N	KG 3 %	KG 3 N
Untergröße (Cup A)	3.3	1	31.3	10	11.1	2
Normalgröße (Cup B)	43.3	13	53.1	17	83.3	15
Übergröße (Cup C)	46.7	14	15.6	5	5.6	1
Starke Übergröße (Cup D)	6.7	2	---	---	---	---

Tab. 28: Prozentwertangaben der verschiedenen Brustgrößen bei den 3 Kontrollgruppen (KG 1 = internistische und übergewichtige Ptn, N = 30; KG 2 = Studentinnen der Logopädie, N = 41; KG 3 = Studentinnen der Humanmedizin, N = 31)

Die Mehrzahl der Studentinnen der Logopädie und der Humanmedizin gab ihre Brustgrößen mit "normal" an; dagegen schätzten 53.4 % (N = 16) der internistischen Ptn ihre Brüste als übergewichtig ein. Dabei muß berücksichtigt werden, daß 22.0 % (N = 9) der Logopädiestudentinnen und 42.0 % (N = 13) der Medizinstudentinnen keine Angaben zu den Brustgrößen machten.

3.2 Körpergewicht

3.2.1 Abweichungen vom Sollgewicht

Kontrollgruppen	Prozentuale Abweichungen vom Sollgewicht		
	AM	SD	Spannweite der Meßwerte
KG 1	31.72	21.73	+ 9.5 bis +96.6
KG 2	- 5.72	7.62	-19.8 bis + 8.1
KG 3	- 3.26	8.71	-17.5 bis +14.2

Tab. 29: Durchschnittliche prozentuale Abweichungen vom Sollgewicht bei den 3 Kontrollgruppen (KG 1 = internistische und übergewichtige Ptn, N = 30; KG 2 = Studentinnen der Logopädie, N = 41; KG 3 = Studentinnen der Humanmedizin, N = 31)

Im Gegensatz zu den Kontrollgruppen 2 und 3 litten Ptn der Kontrollgruppe 1 unter starkem Übergewicht (sie lagen durchschnittlich 30 % über dem Normalgewicht) und unterschieden sich ebenfalls signifikant von der klinischen Stichprobe (U-Test: $p \leq 0.000$). Dies weist darauf hin, daß das Selektionskriterium "Übergewicht" für die Kontrollgruppe 1 hinreichend erfüllt war.

3.2.2 Vergleich subjektiver versus objektiver Gewichtskategorisierungen

Beim Vergleich der subjektiven Gewichtseinschätzungen mit den objektiven Gewichtskategorisierungen (vgl. Tabelle 30 der nächsten Seite) fiel auf, daß keine der Studentinnen der Logopädie bzw. der Humanmedizin ihr Gewicht unterschätzte; dafür überschätzten 46.3 % (N = 19) der Frauen aus Kontrollgruppe 2 und 43.3 % (N = 13) aus Kontrollgruppe 3 ihr Gewicht. Dieses Resultat spiegelt einen alters- und geschlechtsspezifischen Einschätzfehler junger Frauen wider, der mit dem in unserer Gesellschaft zur Zeit gültigen zierlichen Körperideal in Zusammenhang gebracht werden kann.*) Währenddessen scheint eine Unterschätzung des tatsächlichen Körpergewichtes bei adipösen Ptn die Regel zu sein (= 80.0 %; N = 24).

3.3 Überdauernde und negativ bewertete Körperveränderungen

Aufgrund des höheren Alters berichteten 24.1 % (N = 7) der Ptn von Kontrollgruppe 1 von überdauernden negativen Körperveränderungen wie "Krampfadern, Arthrose, Hüft- und Gallenoperation, Schwangerschaftsstreifen". Dauerhafte, das körperliche Aussehen beeinträchtigende, Änderungen kamen jedoch bei den beiden anderen Kontrollgruppen selten vor (KG 2: 7.3 % (N = 3); KG 3: 3.4 % (N = 1)). Genannt wurden "Unfall, Furunkel, Narben".

---

*) In einer Gruppe von 30 Medizinstudenten gleichen Ausbildungsstandes überschätzten nur 6.5 % (N = 2) der Männer ihr Gewicht; 3.3 % (N = 1) unterschätzten es.

Gewichtskategorien	Kontrollgruppen											
	KG 1				KG 2				KG 3			
	subjektiv		objektiv		subjektiv		objektiv		subjektiv		objektiv	
	%	N	%	N	%	N	%	N	%	N	%	N
Starkes Übergewicht ($\geq$ + 20 % vom Sollgewicht)	33.3	10	73.3	22	—	—	—	—	—	—	—	—
Übergewicht ($\geq$ + 10 % vom Sollgewicht)	63.3	19	23.3	7	14.6	6	—	—	25.8	8	6.7	2
Normalgewicht (zwischen - 9.9 % bis + 9.9 %)	3.3	1	3.3	1	85.4	35	68.2	28	74.2	23	70.0	21
Untergewicht ($\leq$ - 10 % vom Sollgewicht)	—	—	—	—	—	—	31.7	13	—	—	23.3	7
Starkes Untergewicht ($\leq$ - 20 % vom Sollgewicht)	—	—	—	—	—	—	—	—	—	—	—	—

Tab. 30: Vergleich der subjektiven von den objektiven Gewichtskategorisierungen in Prozentwertangaben bei den 3 Kontrollgruppen (KG 1 = internistische und übergewichtige Ptn, N = 30; KG 2 = Studentinnen der Logopädie, N = 41; KG 3 = Studentinnen der Humanmedizin, N = 31)

3.4 Medizinische Behandlung/Medikamenteneinnahme

Art der Behandlung	Kontrollgruppen					
	KG 1		KG 2		KG 3	
	%	N	%	N	%	N
Ärztliche Behandlung	40.0	12	25.7	9	22.6	7
Medikamenteneinnahme	23.1	6	23.1	9	10.0	3

Tab. 31: Prozentwertangaben zur medizinischen Behandlung/Medikamenteneinnahme bei den 3 Kontrollgruppen (KG 1 = internistische und übergewichtige Ptn, N = 30; KG 2 = Studentinnen der Logopädie, N = 41; KG 3 = Studentinnen der Humanmedizin, N = 31)

40.0 % der übergewichtigen Ptn befanden sich zum Zeitpunkt der Befragung in ärztlicher Behandlung, während nur 22.0 bzw. 25.0 % der Studentinnen der anderen Kontrollgruppen von Ärzten therapiert wurden. Dieses Ergebnis war aufgrund des höheren Alters und der Selektion der Ptn mit internistischen Problemen durch niedergelassene Ärzte nicht weiter verwunderlich.
23.1 % der Ptn von den Kontrollgruppen 1 und 2 nahmen Tabletten ein. Beim Vergleich der angegebenen Diagnosen wurde allerdings deutlich, daß Ptn der Kontrollgruppe 1 unter schwereren Erkrankungen litten und auch stärkere Medikamentationen erhielten als Frauen der beiden anderen Kontrollgruppen.
Als Erkrankungen in Kontrollgruppe 1 wurden erwähnt: "Herzrhythmusstörungen, Herzstenose, chronischer Bluthochdruck, Angina pectoris, Durchblutungsstörungen der Beine".

3.5 Soziodemographische Daten

3.5.1 Schulbildung

Art der Schulbildung	Kontrollgruppen					
	KG 1		KG 2		KG 3	
	%	N	%	N	%	N
Hauptschulabschluß	62.21	18	—		—	
Mittlere Reife	10.34	3	7.3	3	—	
Fachschule/Fachoberschule Handelsschule	17.24	5	9.8	4	—	
Abitur	10.34	3	82.9	34	100.0	31

Tab. 32: Prozentwertangaben zur Schulbildung bei den 3 Kontrollgruppen (KG 1 = internistische und übergewichtige Ptn, N = 30; KG 2 = Studentinnen der Logopädie, N = 41; KG 3 = Studentinnen der Humanmedizin, N = 31)

3.5.2 Beruf

Die Studentinnen der Logopädie und der Humanmedizin hatten noch keinen Beruf erlernt und befanden sich in der Ausbildung. Internistische und übergewichtige Frauen der Kontrollgruppe 1 waren folgenden Berufen zuzuordnen:

17.2 % (N = 5) Angestellte/Beamtin
 6.9 % (N = 2) höhere Angestellte/Beamtin
10.3 % (N = 3) Arbeiterin
 3.4 % (N = 1) Facharbeiterin
55.2 % (N = 16) Hausfrau
 3.4 % (N = 1) Rentnerin
 3.4 % (N = 1) keiner der genannten Berufe.

3.5.3 Alter

Art der Kontrollgruppe	Altersangaben			
	AM	SD	range	N
KG 1	46.23	9.3	37	30
KG 2	22.82	1.72	7	41
KG 3	22.47	4.24	23	31

Tab. 33: Durchschnittliche Altersangaben bei den 3 Kontrollgruppen (KG 1 = internistische und übergewichtige Ptn; KG 2 = Studentinnen der Logopädie; KG 3 = Studentinnen der Humanmedizin)

3.5.4 Familienstand

Familienstand	Kontrollgruppen					
	KG 1		KG 2		KG 3	
	%	N	%	N	%	N
Ledig	6.7	2	95.1	39	93.5	29
Verheiratet	86.7	26	4.9	2	6.5	2
Geschieden	6.7	2	———		———	

Tab. 34: Prozentwertangaben zum Familienstand bei den 3 Kontrollgruppen (KG 1 = internistische und übergewichtige Ptn, N = 30; KG 2 = Studentinnen der Logopädie, N = 41; KG 3 = Studentinnen der Humanmedizin, N = 31)

3.5.5 Zusammenleben mit einem Partner

Zusammenleben mit einem Partner	Kontrollgruppen					
	KG 1		KG 2		KG 3	
	%	N	%	N	%	N
Ja	90.0	27	32.5	13	19.4	6
Nein	10.0	3	67.5	27	80.6	25

Tab. 35: Prozentwertangaben zum Zusammenleben mit einem Partner in den 3 Kontrollgruppen (KG 1 = internistische und übergewichtige Ptn, N = 30; KG 2 = Studentinnen der Logopädie, N = 41; KG 3 = Studentinnen der Humanmedizin, N = 31)

3.5.6 Kinderzahl/Stillerfahrung/Aussehen während der Schwangerschaft

Frauen der Kontrollgruppen 2 und 3 hatten noch keine Kinder geboren; dieser Tatbestand traf aber auf 10.0 % (N = 3) der internistischen Ptn zu; bei den übrigen 90.0 % der Ptn von Kontrollgruppe 1 lag die Kinderzahl bei AM = 2.33 (SD = 1.03, range = 3). Der überwiegende Teil dieser Frauen hatte Stillerfahrung (85.2 %, N = 23) und fand sich während der Schwangerschaft weder häßlich noch attraktiv (88.9 %, N = 24); nur eine Patientin empfand ihr Aussehen als eher häßlich (= 3.7 %), während sich 2 Ptn als eher attraktiv erlebten (= 7.4 %).

4. 4-Faktorenstruktur der mit den Kontrollgruppen gemeinsamen Items zum Körpererleben bei 64 an Mamma-Karzinom erkrankten Patientinnen nach einer Mastektomie

Faktor I: **Allgemeines Körpererleben**
(erklärte Varianz = 29.4 %)

Markierungsvariablen	Faktorladungen
Niedergeschlagen	-.82
Sich gesund fühlen	.73
Genießen des Lebens	.68
Sich leiden können	.55
Attraktivität	.47

Faktor II: **Befindensstörungen**
(erklärte Varianz = 12.7 %)

Markierungsvariablen	Faktorladungen
Leicht reizbar	.68
Voller innerer Unruhe	.66
Körper akzeptieren	-.59
Sich wohl fühlen im Körper	-.51
Schlaflosigkeit	.47

Faktor III:	**Zufriedenheit mit dem Aussehen** (erklärte Varianz = 10.8 %)
Markierungsvariablen	Faktorladungen
Zufrieden mit dem Aussehen der Brüste	.81
Zufrieden mit dem Gesamtaussehen des Körpers	.70
Betonen des Körpers	.53

Faktor IV:	**Gewichtsbewertung** (erklärte Varianz = 7.8 %)
Markierungsvariablen	Faktorladungen
Subjektive Gewichtseinschätzung	-.90
Abweichung vom Sollgewicht	.84

Tab. 36: 4-Faktorenstruktur der mit den Kontrollgruppen gemeinsamen Items zum Körpererleben bei 64 an Mamma-Karzinom erkrankten Patientinnen nach einer Mastektomie

Birgit Ebert-Hampel

Biofeedback und Funktionelle Herzbeschwerden
Effektnachweis und Effektkontrolle eines
Stabilisationstrainings der Herzfrequenz im klinischen
Bereich

Frankfurt/M. Bern, 1982. VII, 297 S.
Europäische Hochschulschriften: Reihe 6, Psychologie. Bd. 99
ISBN 3-8204-7284-3   br. sFr. 68,--

Biologische Rückmeldeverfahren wurden in den 60-iger Jahren als besonders geeignete Methode zur Behandlung psychosomatischer Störungen propagiert. Wie effektiv ein Biofeedback-Verfahren wirklich ist und auf welche Wirkfaktoren therapeutische Effekte zurückgeführt werden müssen, wird am Beispiel funktioneller Herzbeschwerden gezeigt.

Aus dem Inhalt: Effektdeterminanten bei Biofeedbackverfahren der Herzfrequenz - Klinische Studien im Bereich des Biofeedback - Attributionstheoretische Ansätze und Therapiemethoden - Herzneurose.

Verlag Peter Lang Frankfurt a.M. · Bern · New York · Paris
Auslieferung: Verlag Peter Lang AG, Jupiterstr. 15, CH-3000 Bern 15
Telefon (004131) 321122, Telex pela ch 912 651, Telefax (004131) 321131
- Preisänderungen vorbehalten -

Ingeborg Hoffmann

Krebs-Nachsorge und Seelsorge
bearbeitet an Berliner und Warburger Beispielen
2., durchgesehene und ergänzte Auflage

Frankfurt/M., Bern, New York, Paris, 1988. 101 S.
Europäische Hochschulschriften: Reihe 23, Theologie. Bd. 221
ISBN 3-8204-1520-3   br./lam. sFr. 25.--

Für eine "Seelsorge" in der "Krebs-Nachsorge" stellt sich die Frage nach einem Kooperationsprinzip. In der Nachzeichnung von "Fällen" weist die vorliegende Studie auf, daß Seelsorge, angebunden an die örtliche Pfarrei, durchgeführt im Krankenhaus, als ein Weg zum Leben zu interpretieren ist. Von der Seelsorge her, ist "Unerwartetes" wahrzunehmen, ist menschliche "Endlichkeit" aufzufangen und Begleitung durchzuführen.

Aus dem Inhalt: Seelsorge, in Anbindung an die örtliche Pfarrei, ist als Weg zum Leben zu interpretieren - In wieweit ist eine Hilfe in der Krebsnachsorge sichtbar? - Fälle verdeutlichen die Hilfe - Menschliches Bedürfnis für Individualität und Gruppe - Der Mensch möchte trotz schwerer Erkrankung in seinem Leben wohnen bleiben.

Verlag Peter Lang Frankfurt a.M. · Bern · New York · Paris
Auslieferung: Verlag Peter Lang AG, Jupiterstr. 15, CH-3000 Bern 15
Telefon (004131) 321122, Telex pela ch 912 651, Telefax (004131) 321131

Jens Jessen

**Bibliographie der Selbstzeugnisse
deutscher Mediziner**
Erinnerungen, Tagebücher und Briefe

Frankfurt/M., Bern, New York, 1986. 162 S.
ISBN 3-8204-8607-0　　　　　　　　　　　br. sFr. 40.--

Die Autobiographie hat bei den Medizinern stets Beachtung gefunden. Bisher gab es keine systematische Erschließung der Selbstzeugnisse. Die hier vorgelegte Bibliographie macht die Lebenserinnerungen, Tagebücher und Briefe deutscher Mediziner in historischer und biographischer Ordnung - bis zum 16. Jahrhundert - zugänglich und bietet nicht nur jene Titel die gedruckt und überregional bekannt geworden sind, sondern auch solche, die in den Archiven ruhen. Dieses Buch schließt sich an die Bibliographien der Selbstzeugnisse deutscher Juristen und Theologen an. Das Hauptaugenmerk galt den Autobiographien.

Verlag Peter Lang　Frankfurt a.M. · Bern · New York · Paris
Auslieferung: Verlag Peter Lang AG, Jupiterstr. 15, CH-3000 Bern 15
Telefon (004131) 321122, Telex pela ch 912 651, Telefax (004131) 321131
- Preisänderungen vorbehalten -